新型コロナに勝つ
筋力トレーニング

レッグレイズ健康法

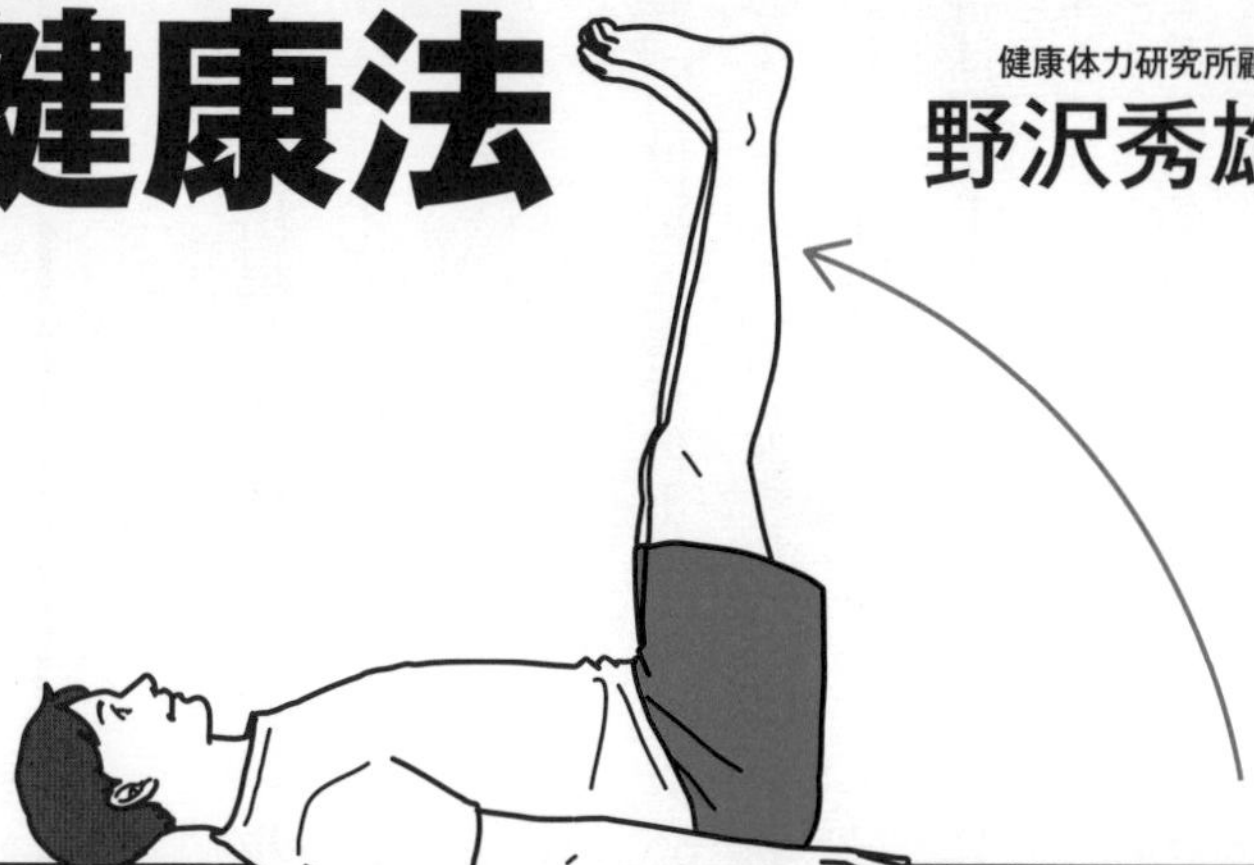

健康体力研究所顧問
野沢秀雄

ベースボール・マガジン社

はじめに

2019年秋に中国、武漢に出現した新型コロナウイルスはあっという間に全世界に拡散し、平和な日常生活が損なわれ、大きな経済損失をもたらしています。

人類は過去にもペスト（14世紀・死者約1億人）、スペイン風邪（1918〜1920年・死者約4千万人）など大きな厄災を経験しましたが、この原稿を書き始めた2021年1月15日時点で新型コロナウイルスの日本人の感染者は約31万人、死者は約4千人、世界の感染者は約9千万人・死者は約200万人に達しています。

日本で流行し始めた2020年3月ごろ「日本人の99・9パーセントはコロナにかからない」と私は予測したのですが、現実にはもう約0・4パーセント、約250人に1人がコロナ感染者（2021年4月19日時点）になっています。

この勢いは止まりそうにありません。もはや「いつ誰が感染しても不思議でない」という状態です。「3密を避ける」「手洗い、うがい、こまめな消毒」「会食しない」といった方法しかコロナを避ける手段がないのでしょうか？

「ワクチンが開発されても、実用化され、効果を発揮し、コロナ禍が終息するまでまだ何年もかかるだろう」という私の予測は、多くのウイルス感染症の専門家も同意見です。不自由な自粛生活がいつまで続くのでしょうか？

「同じ空気を吸って、ある人はコロナに感染して苦しむのに、ある人は症状がなく健康そのもの、この差は何が原因だろうか？」「PCR検査で陽性になってもすぐ回復する人と、重症化する人の差はなんだろうか？」と不思議に感じる人も多いことでしょう。

私はこれまでに『スクワット超健康法』（1999年）、『新スクワット健康法』（2006年、いずれも講談社発行）を発表し、いまやスクワットは日本全国に普及しています。

また、「筋トレをする人にプロテインが最適」と、日本で最初にプロテインを開発し、普及させた実績もあります。

その私が新型コロナウイルスに関して気が付いた重要なことがあります。

「免疫細胞の7割が腸に存在するとしたら、腸内の善玉菌を食事法で育成するほかに、もう一つ良い方法があるのではないか？」

「腸内細菌叢《そう》（腸内フローラ）を最良にするには腹筋トレーニングが役立つ

免疫細胞の分布割合

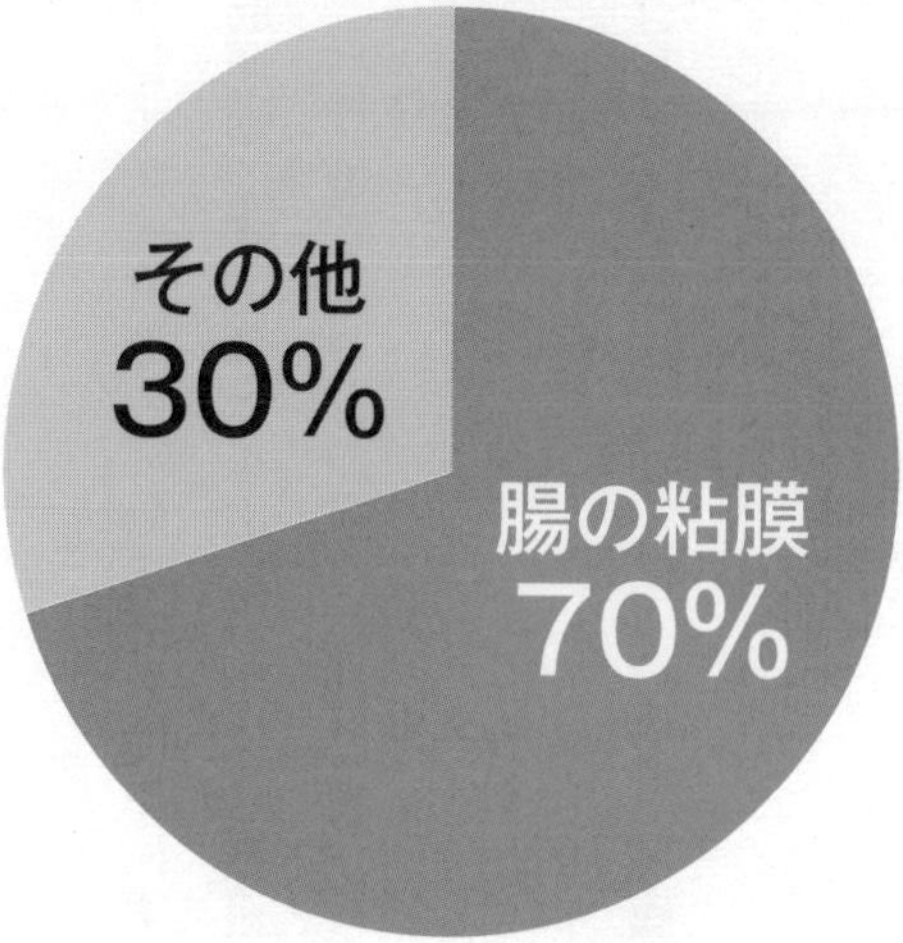

ウイルスに勝つ免疫細胞は
70% が腸に存在している。

腸内細菌叢（腸内フローラ）とは？

腸内細菌の分布状態を腸内細菌叢といい、その状態を顕微鏡で見るとお花畑のように見えることから、腸内フローラとも呼ばれる。

のではないか？」
とくに「**レッグレイズが効果をあげるのではないか？**」ということです。

レッグレイズは誰でも、いつでも簡単に実行でき、費用がまったくかからない腹筋運動です。**ステイホーム中にも最適なトレーニング法**です。
また、バリエーションが多く、初心者から上級者まで楽しみながら腹筋を強くできます。

「レッグレイズ健康法」が「スクワット健康法」に次ぐ国民運動になったならどんなに素晴らしいでしょうか？

腸はカラダの中央にあるため、手足のように動かしにくいのです。しかし、**レッグレイズなら腸の内部を前後左右にゆさぶることができます。**

腸内細菌は適度に空間を動くことで繁殖力が高まります。腸内細菌がよく動けば、酪酸や酢酸を多く生じて、毛細血管から多種多様に存在する免疫細胞や自然にできる抗体に供給され、これらが活性化されることにより、新型コロナウイルスに対する**免疫力向上**が期待されます。**感染しにくいカラダ**になるほか、たとえ**感染しても重症化しにくい状態**になるのです。

それだけではありません。腸を動かす腹筋運動を行えば、カラダに付いた**皮下脂肪や内臓脂肪が確実に減少**します。

厚生労働省の『新型コロナウイルス感染症診療の手引き』にも、重症化リスク要因として、**肺疾患、腎臓病、糖尿病、高血圧**などに加え、**肥満**（WHOの判定基準ではBMI30以上）が挙げられています。

実際に欧米で調査したコロナ患者のデータでも、肥満の人ほど感染しやすく、重症化し、死亡に至ることが証明されています。アメリカ人の感染者数、死亡者数が突出して多い理由も納得できます。

肥満の人は免疫機能が低下しやすいことに加え、新型コロナウイルスが栄養源として糖質のほかにも脂肪を多く消費して自己増殖をはかるともいわれています。余分な体脂肪はなるべく早く減らしておくことが大切です。

私が東京都渋谷区代々木でトレーニングセンターを開設していたときに、便秘で苦労している男性や女性に腹筋トレーニング指導を行っていました。

ヨーグルト、食物繊維、水分を多くとり、**レッグレイズなど腹筋運動をしっかり実行することで、自然に便秘が治り、体調が別人のように健全になっ**たのです。

新型コロナウイルス感染症の死亡者数と体脂肪率の関係

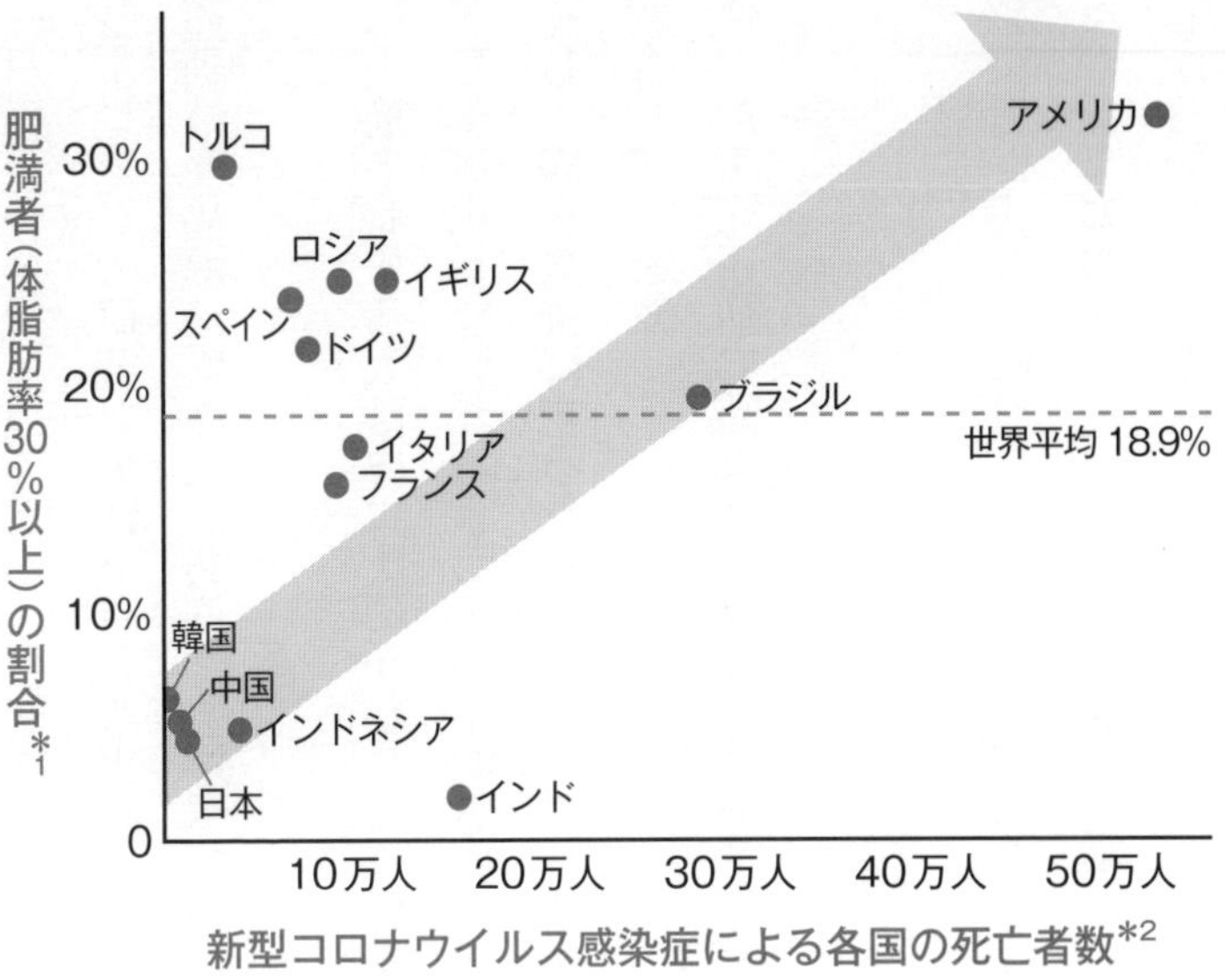

＊1 WHO（2008 年統計）より
＊2 米 ジョンズ・ホプキンス大学発表データ（2021 年 3 月 23 日現在）より

筋力トレーニングの研究と実践で有名な東京大学名誉教授、石井直方先生も「腹筋運動は便秘解消に効果がある」と述べておられます。

本書では「筋トレする人はコロナにかかりにくいだろう」「たとえコロナにかかっても重症化しないだろう」という明るい希望を述べるのと同時に、**腹筋を強くし、腸を丈夫にする**ために、レッグレイズほかトレーニング種目を数多く紹介しています。

自分に合った腹筋運動で健康なカラダと精神を得てくださるよう希望しています。

コロナ感染者が少なくなり、ステージ4がステージ1になり、日本、いや世界の人々が新型コロナウイルスから完全に解放される日が一日でも早く来ることを心から祈っています。

そして、筋力トレーニングには腹筋運動のほかにも多数の種目があります。**筋トレを毎日の生活に取り入れることで健康と長寿が期待されます。**

全国に筋トレ専門のトレーニングクラブが多くあって指導者も多くいますので、ぜひともお役立てください。

たとえ今回のコロナ禍が、幸いなことに終焉したとしても、また、読者の中にすでにコロナに感染してしまった人がいたとしても、レッグレイズをはじめとする簡単な腹筋運動、筋力トレーニングを習慣にすれば、腸の中から健康状態がずっと良好になり、もっと幸福な生活や長寿につながるでしょう。

健康体力研究所顧問　野沢秀雄

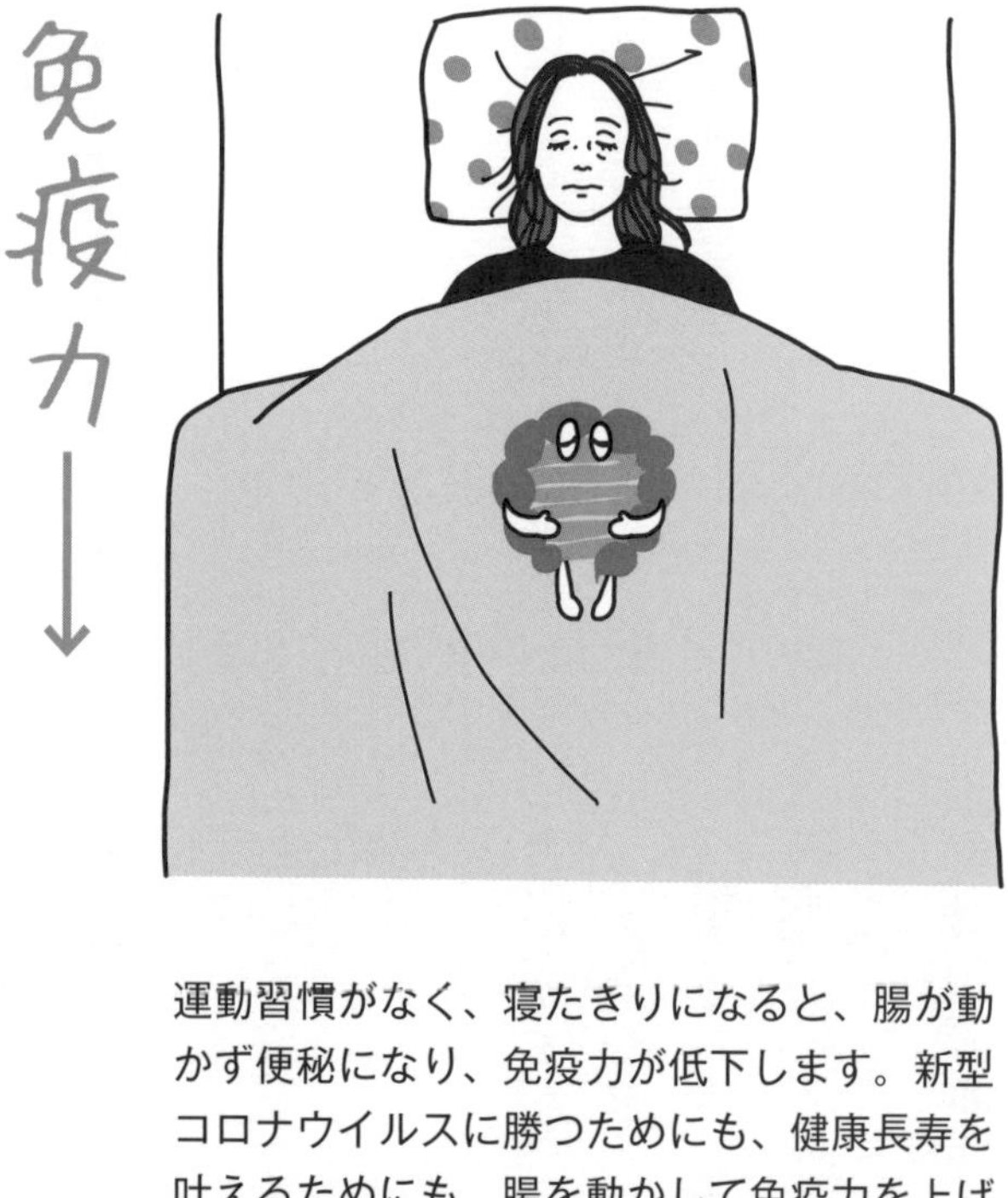

運動習慣がなく、寝たきりになると、腸が動かず便秘になり、免疫力が低下します。新型コロナウイルスに勝つためにも、健康長寿を叶えるためにも、腸を動かして免疫力を上げることが重要です。

新型コロナウイルス感染症の年齢別死亡者数・重症化数

	10歳未満	10代	20代	30代	40代	50代	60代	70代	80代以上
死亡者数	0	0	3	18	70	200	653	2059	5667
重症者数	0	0	1	1	22	34	62	111	56

厚生労働省　新型コロナウイルス感染症国内発生動向
（速報値　2021 年 4 月 14 日 18 時時点）

■運動量の多い 20 歳未満の死亡者数はゼロ。

■運動量が少なく、腹筋を使わない高齢者ほど重症化しやすく、死亡者が増える。

■若い世代に死亡者が少ないことから、誰もが公平にかかる怖い伝染病ではない。

■高齢世代の死亡者が増えていることは新型コロナウイルスがなかったとしても同じ傾向と思われる。

■新型コロナウイルスに感染したり、重症化したりするのは自分の免疫力がどれくらいあるかが大きい。

目次

本書で紹介する運動は、無理をせずに行ってください。運動を行った結果生じた事故や傷害について、著者、発行者は責任を負いません。ご了承ください。

第3章 腸の免疫力を高める運動法「腸活2」

〈参考文献〉
『からだの機構』小田嶋梧郎著（メヂカルフレンド社）
『新版 動的平衡 生命はなぜそこに宿るのか』福岡伸一著（小学館）
『新版 動的平衡2 生命は自由になれるのか』福岡伸一著（小学館）
『腸が弱いのはビフィズス菌が減るからだ』岡田淳著（青春出版社）
『最新！ 腸内細菌を味方につける30の方法』藤田紘一郎著（ワニブックス）
『コロナに殺されないたった1つの方法』小柳津広志著（自由国民社）
『コロナ自粛の大罪』鳥集徹著（宝島社）

本文・カバーデザイン 橋本千鶴
イラスト 二階堂ちはる
編集 時岡千尋（cocon）
校正 菅井之生、菅野ひろみ、森永祐子

第1章

新型コロナウイルスの強みと弱みを知る

空気中に存在する細菌やウイルス

無色透明に見える空気中に、ゴミやほこりと共に多くの細菌やウイルスが含まれ、鼻や口から喉や気管支、食道を通って人体に入ってきます。ほとんどすべてが粘膜でキャッチされ、免疫細胞で無害化されて体外へ出ます。ごく一部が肺や胃まで到達しますが、肺で待ち受ける免疫細胞、胃の強い酸と十二指腸の強いアルカリで死滅します。それでも腸に生き残った場合も胆汁酸などにより死滅します。

ところが新型コロナウイルスは小さすぎるため、肺の奥深くまで到達しやすく、肺の微細な細胞に棲みついて栄養を奪い、自己増殖します。すると、肺炎が拡大し、重症化し、死に至る危険性が増します。また、肺から毛細血管に入り込んで血栓を誘発し、死亡原因になるともいわれます。

このウイルスの特徴を知り、自分のカラダで繁殖させない対策をとることが重要です。

人体の免疫システム

ウイルスの侵入

↓

自然免疫（一次免疫）

- くしゃみ、咳、鼻水、たん
  →これで撃退できると「無感染」

↓ 粘膜からの侵入を許す

- NK（ナチュラルキラー）細胞、マクロファージ、樹状細胞といった免疫細胞がウイルスを直接攻撃
  →これで撃退できると「無感染」

↓ ウイルス濃度が高い場合や、免疫細胞で処理できなかった場合

獲得免疫（二次免疫）

- リンパ球のB細胞やTレグ細胞が動員され、抗体（IgA抗体）を血液中に作る
- 抗体はウイルスと結合し、マクロファージや好中球に破壊される
- さらに細胞を直接破壊するキラーT細胞も動員
- 7日ほどウイルスと免疫細胞の攻防が続く
  →この間は「無症状感染者」

↓ 免疫細胞がウイルスに負ける

- 肺炎が重症化、ウイルス増殖、サイトカイン・ストーム（免疫暴走）

↓

- 肺機能低下→人工肺（エクモ）の使用など→「生還」

↓

死

新型コロナウイルスの強み① サイズが小さすぎる

大腸菌、結核菌、コレラ菌などの細菌は大きさがおおよそ1ミクロン、0・001ミリですが、ウイルスは細菌の約10分の1しかありません。細胞膜がなく、寄生した相手の細胞に侵入し、栄養素を吸収して増殖します。**新型コロナウイルスの大きさは、100ナノメートル（0・0001ミリ）前後**と考えられています。これは、電子顕微鏡でなければ見えないほどの小ささです。

この微細な新型コロナウイルスが肺の奥深くまで侵入し、増殖を繰り返します。そして、**肺の細胞を徐々に破壊し、呼吸困難にします。**

さらに毛細血管を通って体内のほかの組織まで破壊し、本来の機能を果たせなくします。

また、あまりにも軽く、空中に長時間滞留が可能です。

とくに乾燥時は感染しやすく、欧米で感染者が増加している一因となっています。湿度が高くなると落下しやすいので、室内で加湿器を使用することは一案です。日本の梅雨時期は退治するチャンスといえるでしょう。

新型コロナウイルスの強み②　自己変異しやすい

ウイルス全般にいえますが、状況に応じて先端部分の形状や構成成分を変えて、医薬品の攻撃をかわす仕組みができやすいのです。

せっかくワクチンで抗体を作っても逃れられてしまい、役立たないことも予測されます。

実際にイギリスや南アフリカ、ブラジルなどで変異した新型コロナウイルスが出現しており、その**感染力は従来の7割増しと報道されています。**

ワクチンの完全な効果はまだまだ得られていません。

日本などにもすでに変異した新型コロナウイルス（N501Yなど）が上陸していますが、対策は難しく、困ったことです。

新型コロナウイルスの強み③　侵食範囲を広げやすい

最初に付着した細胞から栄養を奪って機能を損なうほか、周囲の健全な細胞まで侵食します。

鼻や喉の場合、味覚や嗅覚細胞、神経まで侵してしまいます。

また、屋外では水分がない金属類やプラスチックにまで付着し、長時間そのまま生息できます。

他人が触った水道栓、手すり、ドアノブ、つり革などが危険といえます。

新型コロナウイルスの弱み①　熱に弱い

感染力は夏の暑い季節になると低下します。高温に弱いのです。

筋トレを実行している筋肉量が多い人は「熱血漢」とよくいわれるように、毛細血管が発達し、体温が高くウイルスに感染しにくいといえます。

また、筋トレをしている人は血流量が多いので免疫細胞が活発に働くことも考えられます。

日光浴すれば赤外線の温熱効果と紫外線の殺菌効果が同時に得られます。ガラス越しの場合は紫外線が届かず、殺菌効果もありません。**直接日光に当たりましょう**。ウイルス対策としてお勧めです。

腹巻などを使用して**腹部を温めることも免疫力向上に有効**です。

新型コロナウイルスの弱み②　免疫細胞に弱い

ウイルスが粘膜に付着するとすぐに、体内に存在するＮＫ（ナチュラルキラー）**細胞、マクロファージ、樹状細胞**といった免疫細胞が動員され、新型コロナウイルスを直接攻撃し、ウイルスに感染した細胞ごと体外に除去します（P21参照）。

健康な人の大部分はこの**自己防衛システム（自然免疫、一次免疫）**がしっかりしているので、空気中からウイルス感染する心配はほとんどありません。

PCR検査を受けても陰性になり、「ウイルス感染者」としてカウントされることはありません。

無症状感染者とは？

濃厚接触などでウイルス濃度が高すぎたり、NK細胞などで完全に処理できなかったりする場合も、7日間ほどで**自己免疫機能（獲得免疫、二次免疫）が働いて、リンパ球のB細胞やTレグ細胞が抗体（IgA抗体）を血液中に作ります。**

抗体はウイルスと優先的に結着し、周囲にある健康な細胞を侵せなくします。

また、抗体と結びついたウイルスは、**白血球の一種であるマクロファージや好中球**という免疫細胞により破壊されます。

さらに抗体以外にも、感染した細胞を直接破壊する**キラーT細胞**の発動もあります。これらの免疫細胞の多くは腸に存在します。

ただし、この期間は高熱や咳、味覚、嗅覚異常がなくても「新型コロナウイルス感染者」としてＰＣＲ検査で陽性になります。

他人にウイルスを移す可能性があるので「無症状感染者」にならないことが大切です。

重症化する危険、サイトカイン・ストーム（免疫の暴走）

マクロファージや好中球などがウイルスを貪食《どんしょく》するとき、サイトカインという物質が生じます。高熱が出るのはこのためです。サイトカインが多くなりすぎると周囲にある健康な細胞まで炎症を起こします。

肺の奥深くで炎症が悪化しやすく、症状が深刻化（サイトカイン・ストーム）したら死に至ります。

この場合でもキラーT細胞という免疫細胞が最後まで戦ってくれます。

そして、医師たちは重症化した患者を救うために生命をかけて尽力してくれます。

ワクチン（ｍＲＮＡワクチン）接種によるコロナ対策

ウイルスの化学構造に極めて類似した化学物質を筋肉注射で体内に入れ、抗体（ウイルス攻撃物質）を作ることにより、本当にウイルスが侵入したとき、たちどころに攻撃して無害化しようとするのがワクチン（ｍＲＮＡワクチン）です。筋肉注射は、皮下注射や静脈注射と違って安全に多くの抗体を生成するといわれています。

新型コロナウイルスの場合も、ワクチン（ｍＲＮＡワクチン）の効果に期待しますが、実際に広く普及し効果が確認されて、元のような自由な生活に戻るまでには、まだまだ年数がかかりそうです。

ワクチン（ｍＲＮＡワクチン）を接種したとしても、本書の方法で**腸内細**

菌パワーを高めれば、さらに健康な体質になるでしょう。

そのためにも、毎日の簡単な習慣としてレッグレイズをお勧めします。

また、併せて、本書の第2章の「**腸活1**」、第3章の「**腸活2**」を、ぜひ実行してください。

過去にPCR検査で陽性になった人も今後の対策の一つとして、腸内細菌が順調に活動できるようにすることで、きっと以前より、もっと健康なカラダに変わることができるでしょう。

第2章

腸の免疫力を高める食事法

「腸活1」

腸の大きさと構造、役割

「免疫力を高めればコロナは怖くない」と理解されている人は多いはずですが、具体的にどうすれば免疫力を強くできるかに関しては知識や経験が不足しているようです。

免疫学が専門の先生方は「**腸が免疫力の大半を支配している**」「**免疫細胞の7割は腸に存在する**」と強調されていますが、「どんな食品をどう食べれば効果が大きいか」については研究半ばではないでしょうか？

今までの知見をまとめてみます。

一般に腸の働きを良くする手段を「腸活」と呼ぶようになっているので、

本章では**食事法を中心にして「腸活1」**とします。

腸はイラスト（P36‐37参照）のようになっています。

口から肛門までは体内にありますが、解剖生理学上は体内ではありません。ちくわや土管が体内にうまっているイメージです。管の中は、口と肛門で外とつながっていて、そこは体内であっても、正確には「体外」なのです。

小腸や大腸の粘膜から栄養素や水分が毛細血管に吸収されて初めて「体内」に入ったことになります。

小腸は長さが5～7メートルもある折りたたまれた管で、**消化液を分泌す**るほか、その内部粘膜の表面に**絨毛**《じゅうもう》という約1ミリの長さの突起が密生しており、食べた**栄養素と水分**（1日に約7リットル）を**リンパ管と毛細血管から体内に吸収**する働きをしています。

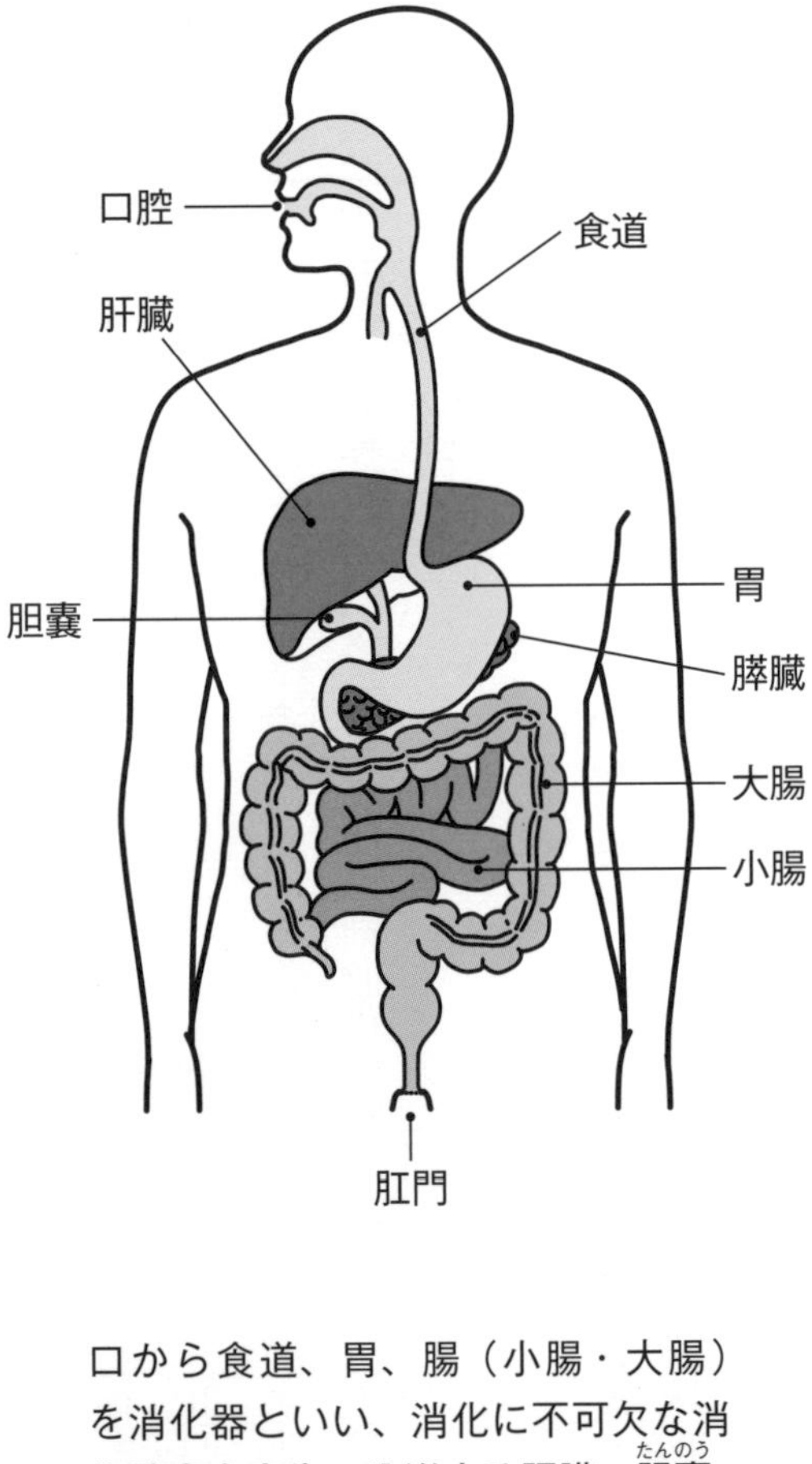

口から食道、胃、腸（小腸・大腸）を消化器といい、消化に不可欠な消化酵素を産生・分泌する肝臓、胆嚢《たんのう》、膵臓《すいぞう》も消化器に含まれる。

小腸の壁を覆う絨毛

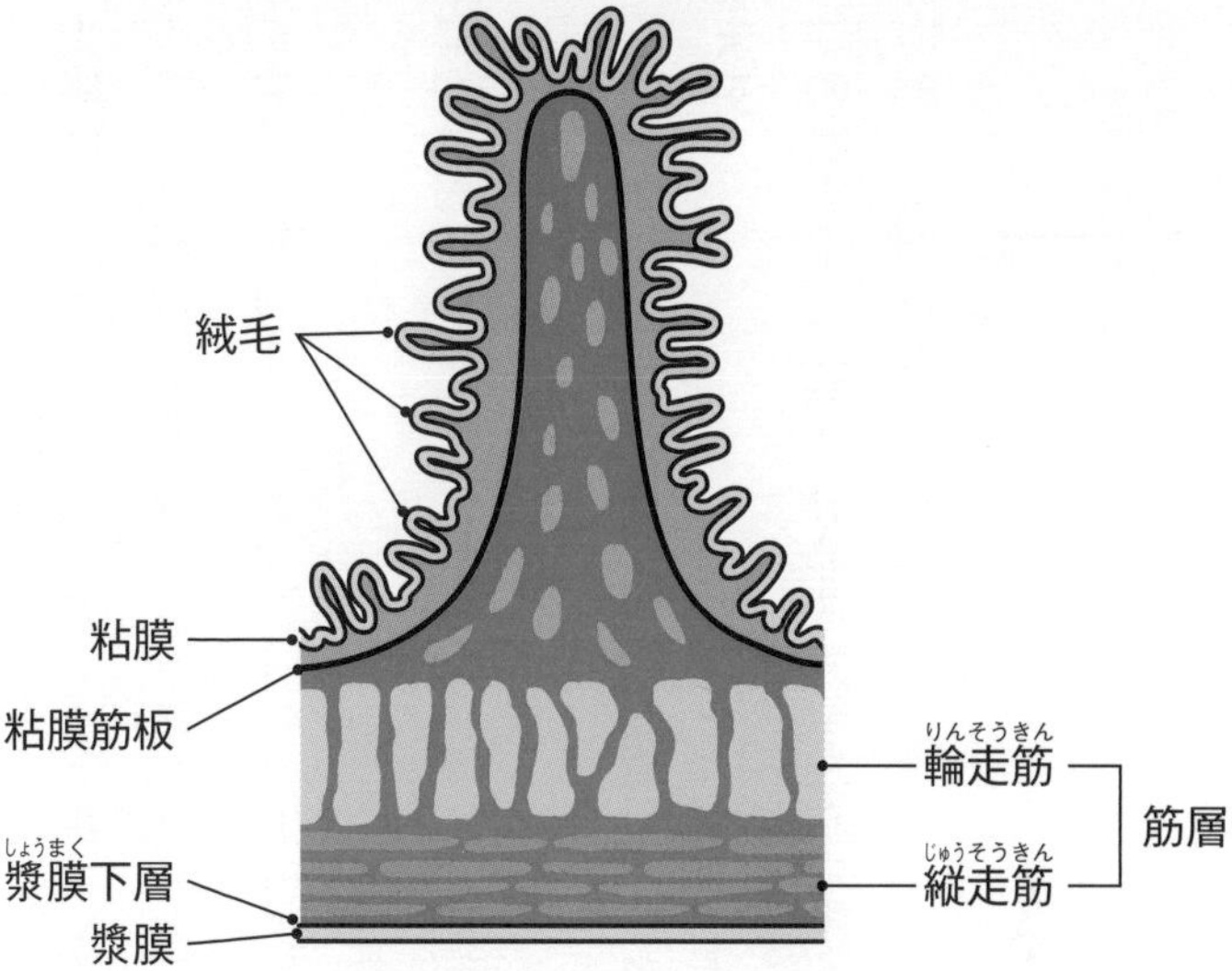
絨毛
粘膜
粘膜筋板
漿膜《しょうまく》下層
漿膜
輪走筋《りんそうきん》
縦走筋《じゅうそうきん》
筋層

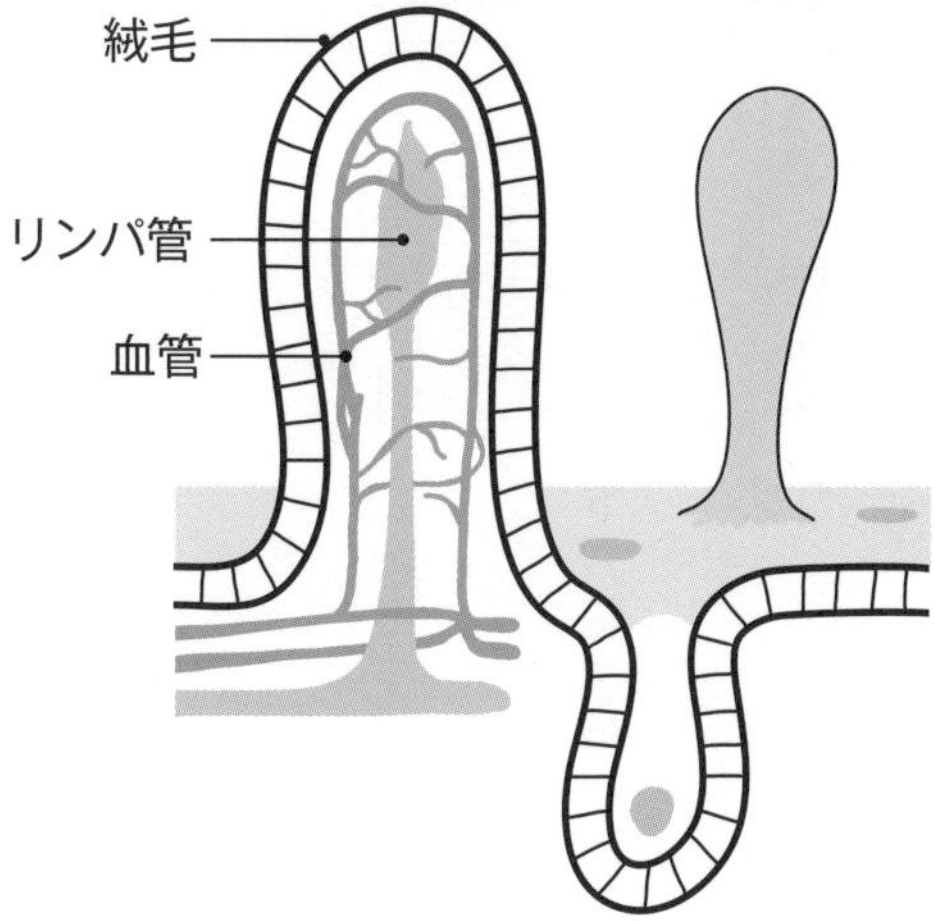
絨毛
リンパ管
血管

大腸は長さ1・5〜1・8メートルで粘膜表面から**水分**（1日に約2リットル）と**一部のビタミン（水溶性ビタミン）を体内に吸収**します。小腸と大腸の粘膜を広げるとテニスコート1面半もの広大な面積になるといわれます。

最初はおかゆのように液体が多かった内容物は、出口（肛門）に近づくと半固形状態の便になります。

腸の内壁にある輪走筋が**収縮を繰り返すことで内容物は自然に下方に送られます。**

このとき上下に動く**分節運動**や左右に動く**振子運動**も同時に行われて、内容物を運んでいます（P39参照）。

腸管の3つの動き

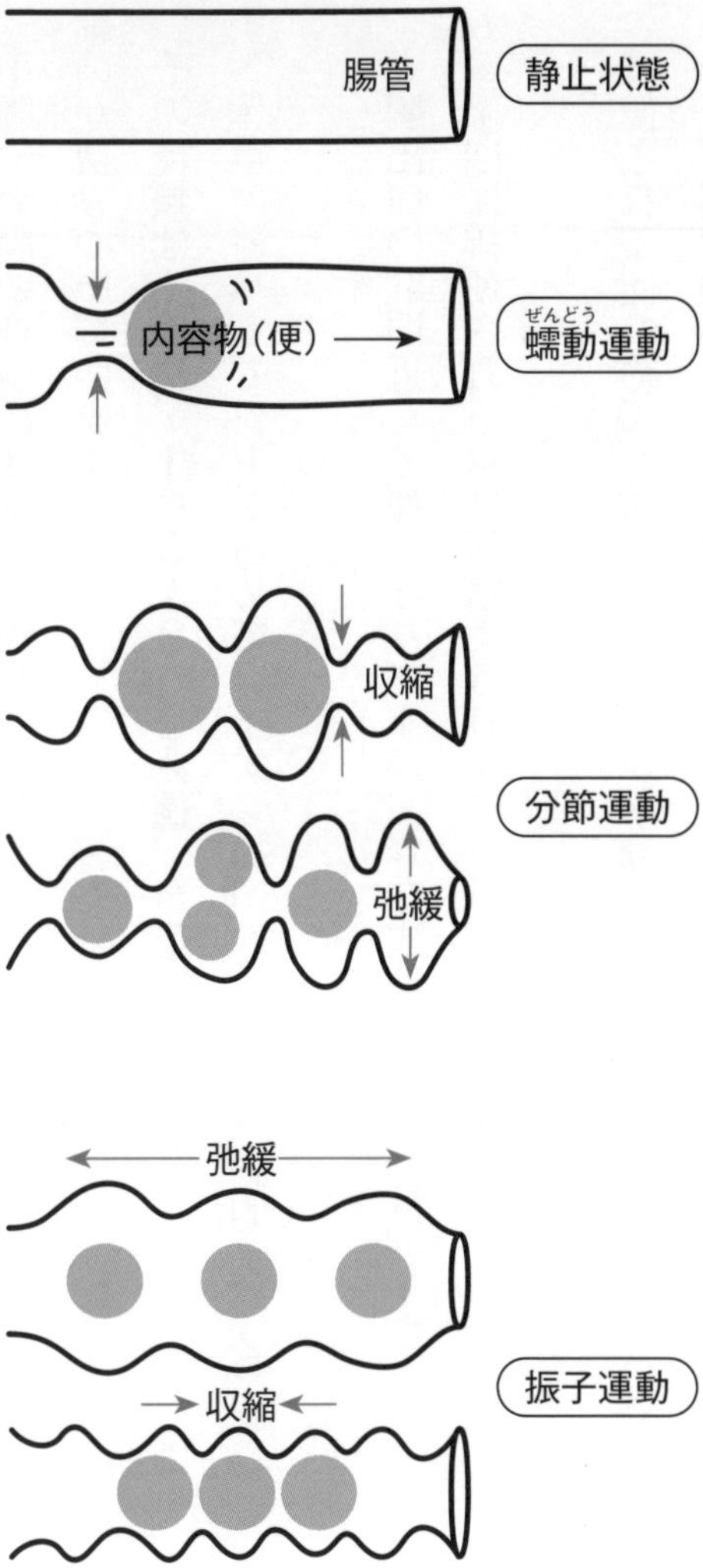
腸管
静止状態
内容物（便）
蠕動《ぜんどう》運動
収縮
弛緩
分節運動
弛緩
収縮
振子運動

意外なほど腸内細菌は多い

小腸や大腸の管内には食べた物だけでなく、想像できないほど大量の腸内細菌が棲みついています。

その種類は**1千種、100~200兆個、重量は数キログラム**にもなります。体重の何パーセントも占めています（福岡伸一『新版 動的平衡2』）。

大腸出口の肛門近くで便になりますが、存在する便の重さは約1キログラム、1回に排便される量は通常150~200グラムです。

排便される便の**約70~80パーセントが水分、残り20~30パーセントの約3分の1が腸内細菌**で、そのほかはセルロースなど不消化の食べかすや、はがれた腸粘膜、老廃物などです。

水分が80パーセントを超えると下痢で苦しみます。便が滞留し、大腸から水分が抜けすぎると便秘になり、排便が苦痛になります。

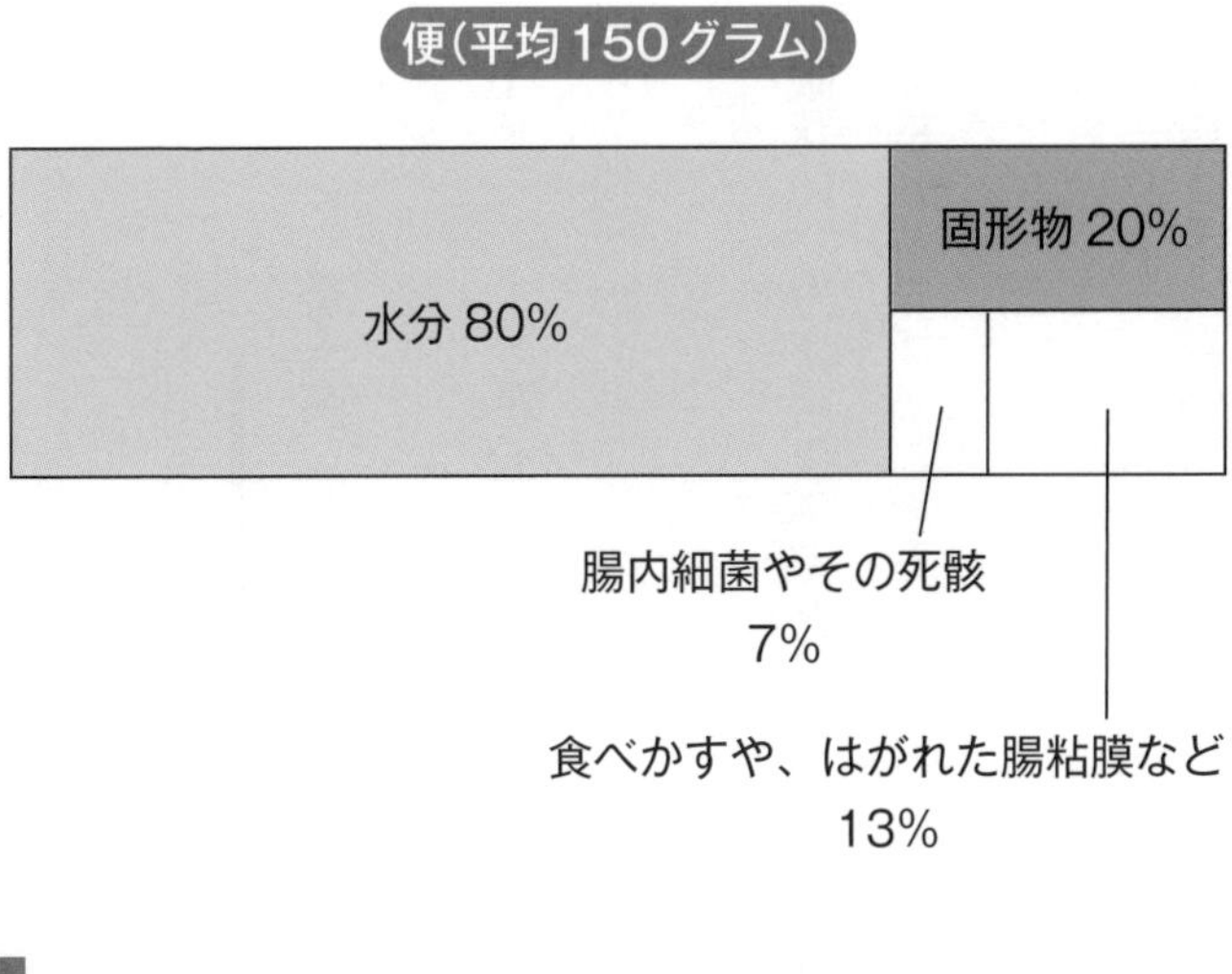

善玉菌と悪玉菌の比率、腸内フローラ

腸内細菌のうち、乳酸、酢酸、酪酸など短鎖脂肪酸を作る**善玉菌（乳酸菌、ビフィズス菌、酪酸菌など）は全体の2割**、焦げた魚などを分解する役割もありますが、大半は腐敗を促進し有害なアンモニアなどを生じる**悪玉菌（大腸菌、ウエルシュ菌、ブドウ球菌など）が1割**、残り7割は状況に応じて善玉菌にも悪玉菌にも変わる日和見菌といわれています。

腸内細菌の状態は、食べ物や運動、ストレス、睡眠状態などで時々刻々と様相を変えるので、腸内環境を善玉菌優位の健全な状態に維持することが必要になります。

この腸内細菌の分布状態を「**腸内細菌叢《そう》**」「**腸内フローラ（花畑）**」と呼

びますが、興味あることに脳の神経伝達物質セロトニンやドーパミンの80パーセントが腸内細菌により生成され、脳に運ばれていることが1980年代に判明しました。

脳の活動、うつ病、認知症などに関係しているようです。これらは「脳腸相関」と呼ばれています。

また、『最新！腸内細菌を味方につける30の方法』の著者である免疫学専門家、藤田紘一郎先生による

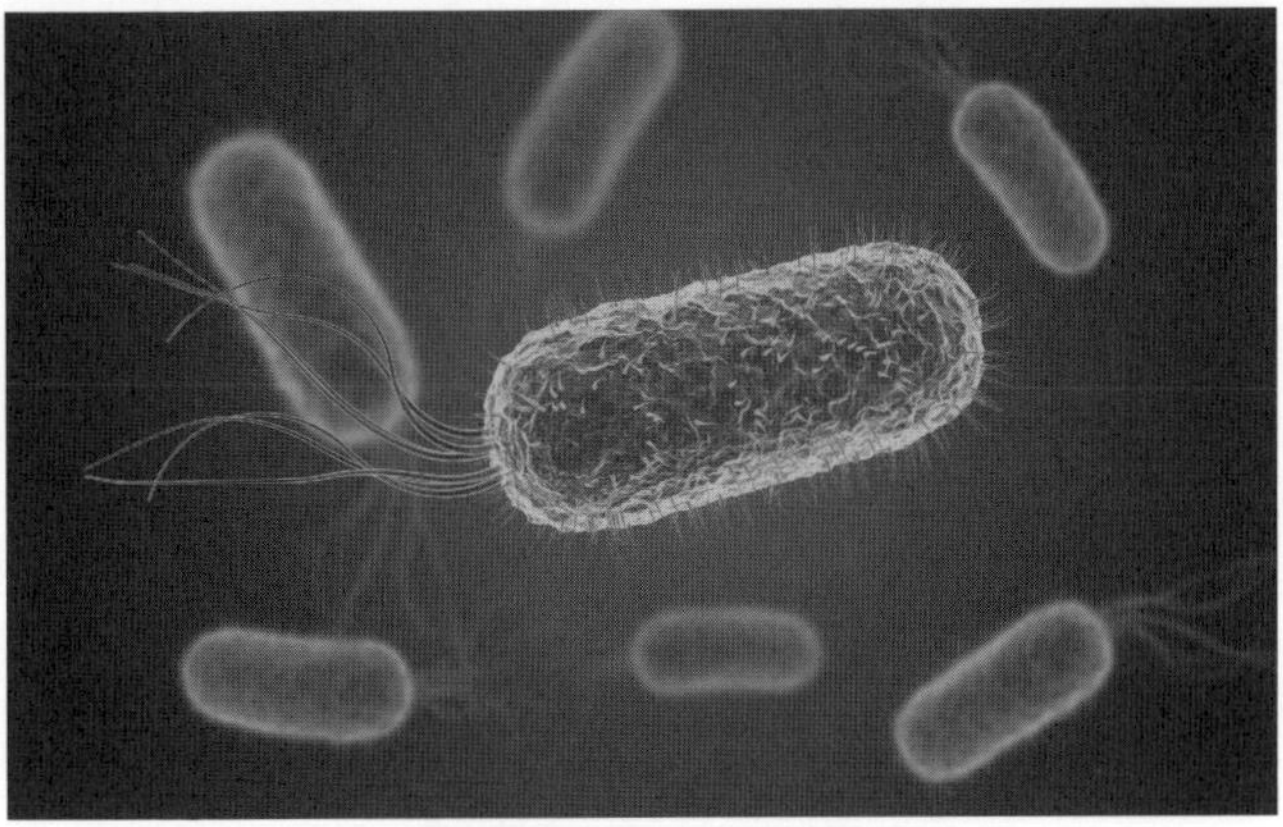

顕微鏡で見た大腸菌

と、腸内フローラが良好なら、免疫物質の多くやビタミン類、各種ホルモンが健全に生成されるそうです。

『コロナに殺されないたった1つの方法』の著者、小柳津広志先生は「1千種以上ある腸内細菌の内で、酪酸を作る酪酸菌のみが免疫機能獲得に大きく貢献し、コロナ対策として効果がある」と述べられています。

自分の腸内フローラを調べるには、インターネットで簡単に検査申し込みが可能です。検索して出てくる会社がいくつもあるので、まず資料と検査キットを取り寄せます。必要事項を記入し、容器に便を入れて送れば1週間ほどで腸内フローラの状況やアドバイスが返送されます。

健康保険適用外なので料金は2万円前後かかります。

腸の善玉菌を増やす食事法

善玉菌を生きたまま含む食品として、ヨーグルト、味噌、納豆、ナチュラルチーズ（生きたままの乳酸菌が多い）、漬物（キムチもＯＫ）などがあります。

善玉菌の栄養になり、数を増やす食品として、野菜、果物、根菜類、穀類、豆類、海藻類、キノコ類などに多い食物繊維が広く勧められています。

酪酸菌の提唱者である小柳津広志先生は「ゴボウ、ネギ、タマネギ、ニンニクとフラクトオリゴ糖のみに酪酸菌を増やす効果がある」と述べられています。

小柳津先生によると、リンゴなどの果物、海藻類、キノコ類などの食物繊維はビフィズス菌などを増やすが、酪酸菌を増やす効果はないそうです。大豆や牛乳もあまり期待できないといわれます。

腸内環境を良くする食物の代表

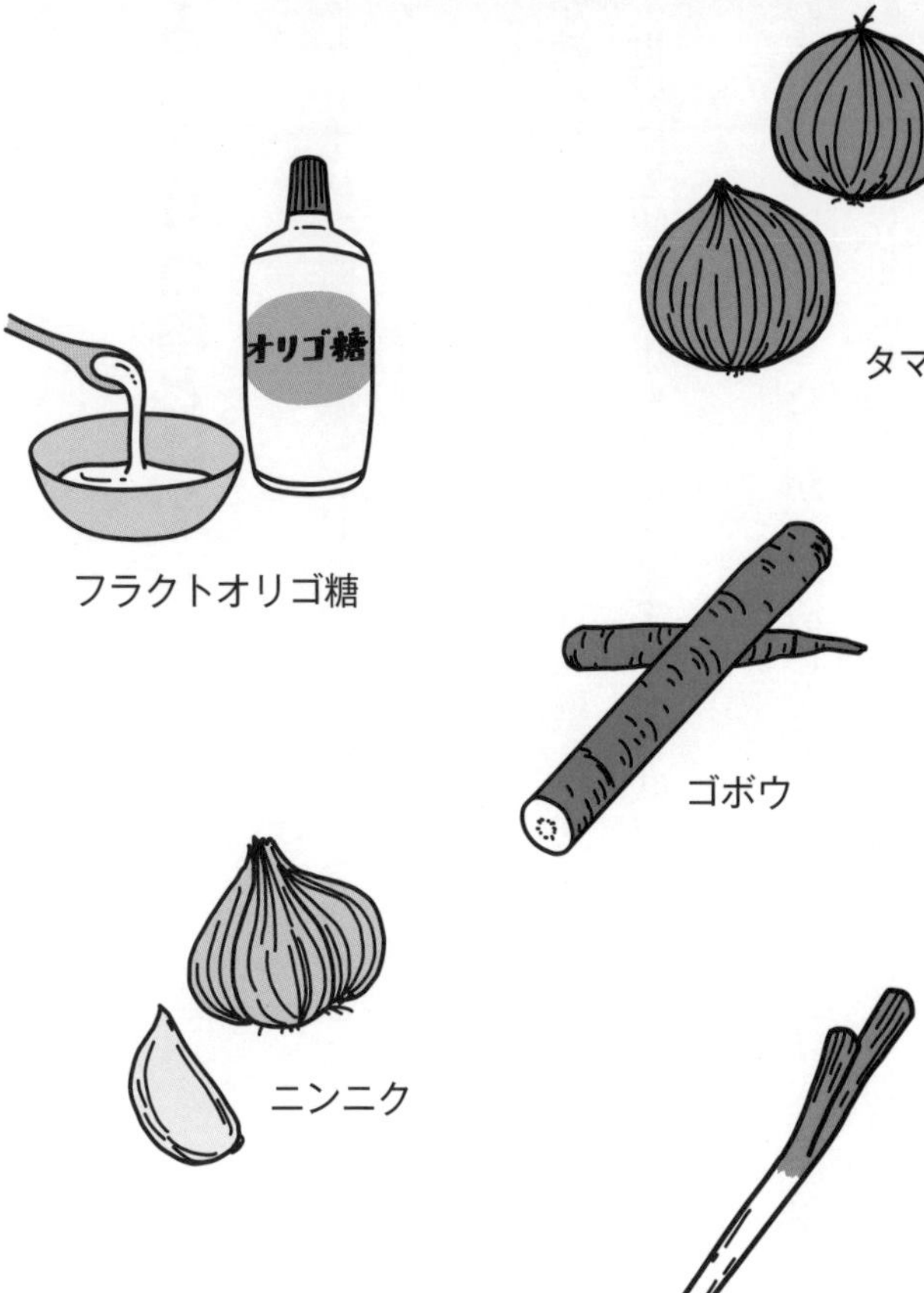
オリゴ糖
フラクトオリゴ糖
タマネギ
ゴボウ
ニンニク
ネギ

フラクトオリゴ糖とは？

フラクトオリゴ糖は砂糖（ブドウ糖と果糖が2つ連結した2糖類）に果糖（フラクトース）が1個から10個ついた複合糖類です。

私が勤務していた明治製菓株式会社（現、株式会社明治）の生物科学研究所で、世界に先駆け40年も前にダイエット甘味料として開発されました。

その応用研究に携わったのが宮崎清さんでした。慶應義塾大学医学部（当時）の田村善蔵先生はじめ多くの先生方に依頼し、安全性や効果を確認してきたのです。

宮崎さんは、当時から「腸内環境を改善し、お通じを良くする」「便がにおわない」「増えている大腸ガンの予防に良い」「カルシウム、マグネシウムなどミネラルの吸収を高める」など、証明された事実を語り、私にも試供品を提供してくれました。

無色透明の液体で、ヨーグルトにかけて食べるのが一般的です。長期間保存した場合、液体が結晶化し、その一部が砂糖になる心配があります。

フラクトオリゴ糖で便が軟らかくなりすぎ、下痢症状になることがありますが、乳酸菌などが増えすぎたときに起こる症状なので心配ありません。

使用量を減らして継続して様子を見てください。だんだん下痢しなくなるでしょう。

小柳津先生の著書を見て、残っていた1瓶を使用すると、排便が大変スムーズになり、「連続して使用しよう」「腸内フローラの変化を確かめたい」「自分のカラダでウイルスの影響を調べたい」という気持ちになりました。

もちろん今のところ、新型コロナウイルスに関しては何の心配もありません。

フラクトオリゴ糖はスーパーやドラッグストアなどで買えるほか、アマゾン、楽天、ヤフーなどでのネット注文が可能です。

粉末と液体がありますが、宮崎さんは「液体のほうが便利」と液体を勧めています。

1日に1人3グラムを目安に使用するのが標準です。

フラクトオリゴ糖の効果

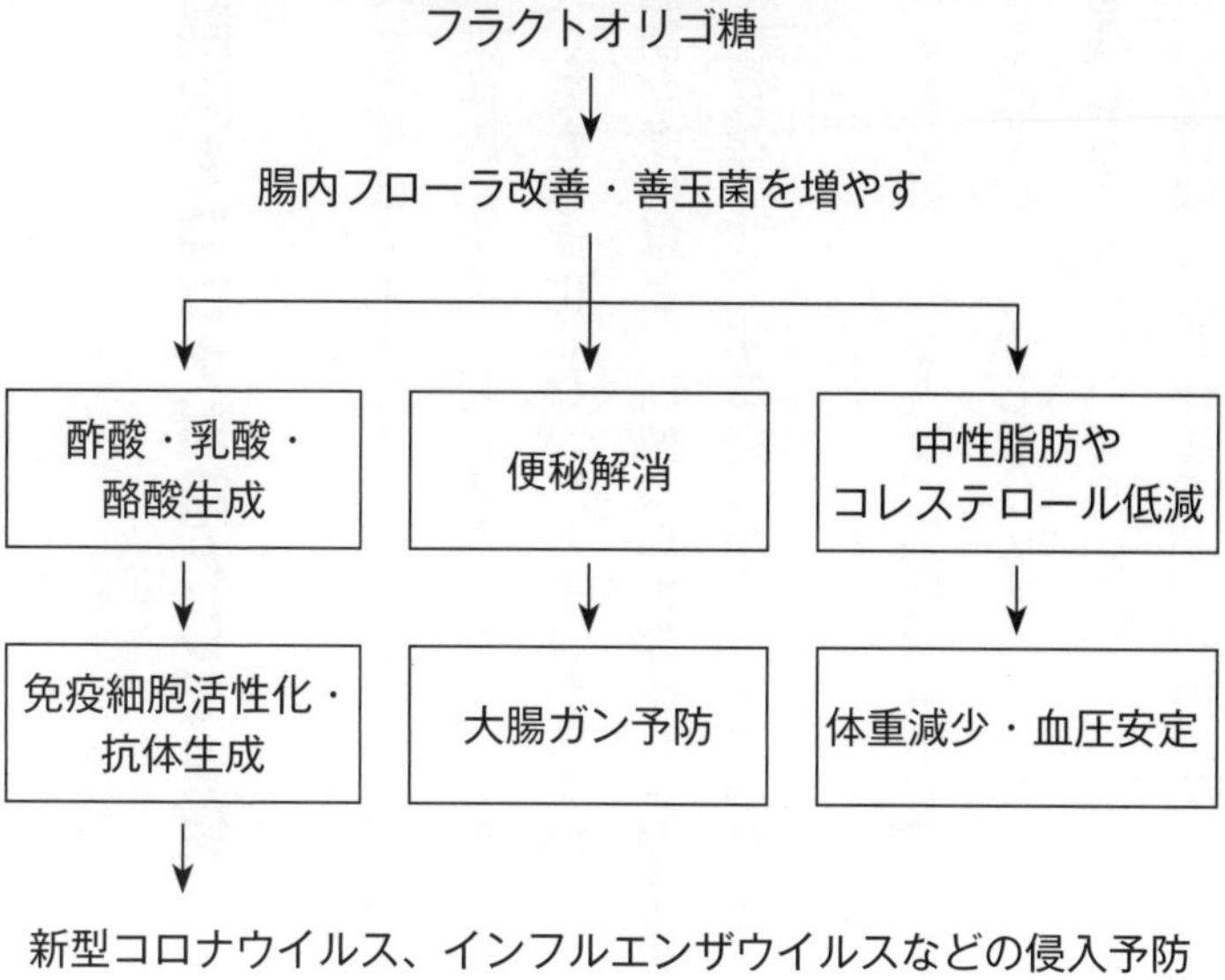

参考資料提供：宮崎 清氏（元明治製菓生物科学研究所）

糖質制限もコロナ対策として有望

小柳津先生は「米飯、パン、麺類、果物、菓子類など、糖質をいっさい除去すれば体内に炎症が起こらなくなる」「炎症を防げば新型コロナウイルスが侵入しても重症化しない」と糖質制限を勧められています。**体脂肪が多いほど、新型コロナウイルスが増殖しやすい**ので「肥満対策」として糖質を少なくする努力が必要と思われます。

太りすぎが気になる人は、果物や菓子子、アイスクリームなどをなるべく食べず、ご飯やパンも少しだけにすることからスタートしてみてください。**空腹感を楽しむ**ようにすれば良いのです。

タンパク質は筋肉を作るほか、腸内細菌の善玉菌自体の材料なので不足しないよう、しっかり補給してください。

水分を多くとり、唾液量を増やすことも重要

人体の65〜70パーセントは水分です。腸内部を健全に保ち、便秘や下痢をしないために、水分をしっかりとることは予想以上に重要です。

高齢になるにつれ、喉の渇きに気が付きにくくなりますから、高齢者は、喉が渇いたと感じる前に水分補給するよう注意してください。

「緑茶が新型コロナ対策に良い」という研究もあるので、お茶を常に飲むことも習慣にしたいものです。また、**食事の時間を2割増し**にして**唾液量を増やす**ことが大切です。

子供や10代にコロナ患者が少ない理由の一つは唾液量の多さとも考えられます。**唾液には細菌やウイルスを破壊する免疫成分が多く含まれていますか**ら唾液をしっかり出せば、病気にかかりにくくなるのです。

そして、可能な限り、**食事時間を増やす**よう意識してください。柔らかい食べ物ばかりでなく、**硬めの食べ物もとり、ゆっくり噛む**ことを習慣にすれば、コロナ対策になるだけでなく健康状態が改善されます。

ぜひ本日から、よく噛んでゆっくり食事するように心がけてください。

Column
びっくり情報①

うんち（便）の大部分は腸内細菌？

「うんち（便）は胃腸で消化しきれなかった食物繊維の残りかす」と誰でも思いがちです。

実際には本文の通り（Ｐ41参照）、便に含まれる食物繊維はわずかで、生きているもの、死んでいるもの合わせて少なからず腸内細菌なのです。それはすごい量です。

おまけに、「腸内部はカラダの外側になる」（Ｐ35参照）という定義に従えば、われわれは意識せずに大量の微生物を体外で養育していることになります。

良い食事法と運動、十分な睡眠、休養などで健康向上に役立つ善玉菌を多く増殖させたいものですね。

けれども、現実には暴飲暴食、運動不足、ストレス、睡眠不足などで悪玉菌優勢になることがあります。

病気になったら抗生物質など、微生物を根絶する医薬品を投与されがちです。強い薬が胃腸に入れば腸内フローラも被害を受けます。便の状態が悪くなるのは当然です。

腸内フローラの状態が良好かどうかは、毎朝一回の定期便（排便）でわかります。

便の量、形状、色、においなどをちゃんと観察すれば良いのです。

便が正常ならば「ありがとうございました」と大きな声を出し、自分の分身に感謝して別れましょう。「トイレは健康の神様」と思うくらい大切にしたいものです。

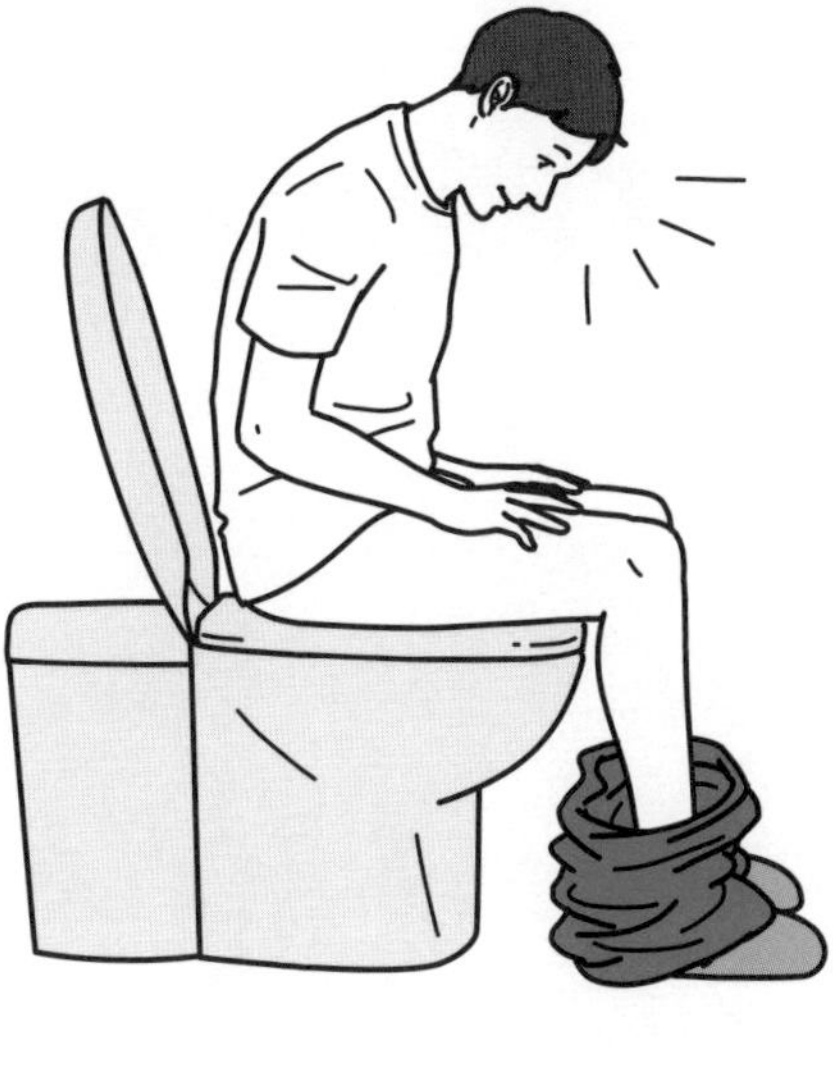

第3章

腸の免疫力を高める運動法「腸活2」

腸は休みなく運動している

「私たちの消化管には、重さ数キロ、体重の何パーセントもの腸内細菌が存在している」とベストセラー『動的平衡』の著者の福岡伸一先生が述べられています。

消化されつつある食べ物と一緒に小腸、大腸内部にみっしり腸内細菌がひしめき、酸素存在下で増殖する好気性《こうきせい》細菌、酸素のない状態で繁殖する嫌気《けんき》性《せい》細菌がバランスよく棲み分けています。

これら腸内細菌は新しく生まれたり死滅したりして、常に「動的平衡」を保っています。

腸内ではこの腸内細菌叢《そう》（腸内フローラ）が下方へとゆっくり動いています。この**蠕動《ぜんどう》運動を自然に進行できるように、腸内の内壁に筋肉やヒダが適切に配置されています。**そのおかげで栄養素や水分が過不足なく体内へ取り込まれ、役割が終わった成分が便として規則的に排出されます。

第2章で述べたように（P39参照）、腸内運動は上下だけでなく、左右にも動くように筋肉などが配置され、消化吸収がまんべんなく進みます。

誰も気付きませんが、呼吸や普段の活動、遊び、運動などで知らず知らずに腸の動きを活発にしているのです。本章では、**さまざまな活動によって腸を活発にする方法を「腸活2」**として紹介します。

なお、これらの運動のほか、**深呼吸**すること、**お腹を腹巻やカイロなどで温める**こと、**ゆっくり入浴すること**も腸活に役立ちます。

立って歩くことが基本

腸の内容物が、先送りされる運動に協力するのは、「起きること」「座ること」「立つこと」「歩くこと」「階段を上り下りすること」です。

お腹をピンと立てることで腸の内容物が先へ移動しやすくなります。便がスムーズに出やすくなるのです。

介護施設などでずっと寝たきり状態の人は腸があまり動かないので、排便がうまくできません。

介護士さんたちは、4日間以上便が出なくて苦しんでいる人の肛門出口に指を差し込んで、硬くなった便をほじくり出すことも少なくありません。このような便は、悪玉菌のにおいも強烈です。

「人間の最後には排便や排尿でみなさんの世話になるのだなあ」とつらい気持ちになります。

健康なときは当たり前で気が付きませんが、ベッドや布団から1分でも早く起きだし、**座ったり立ったり歩いたりすることが、腸の健康維持にどれだけ重要なことだったか？**

一日中座ってばかりの人は、意識してまっすぐ立つようにすれば腸や腸内の細菌たちは喜びます。

オフィスでも机を廃止して立ったまま仕事をする会社が話題になっていますが、腸の健康に、また脳の活動にも、立つ時間が長いほど有効です。

電車、バスでも空席をめがけて座ろうとするより、「腸内細菌のために立とう」と心がけてはどうでしょうか？

歩く場合、**一日に5千歩**歩けたら十分です。慣れたら**3分ずつ、早歩きと普通に歩くのを交互**にすれば脂肪燃焼にも役立ちます。

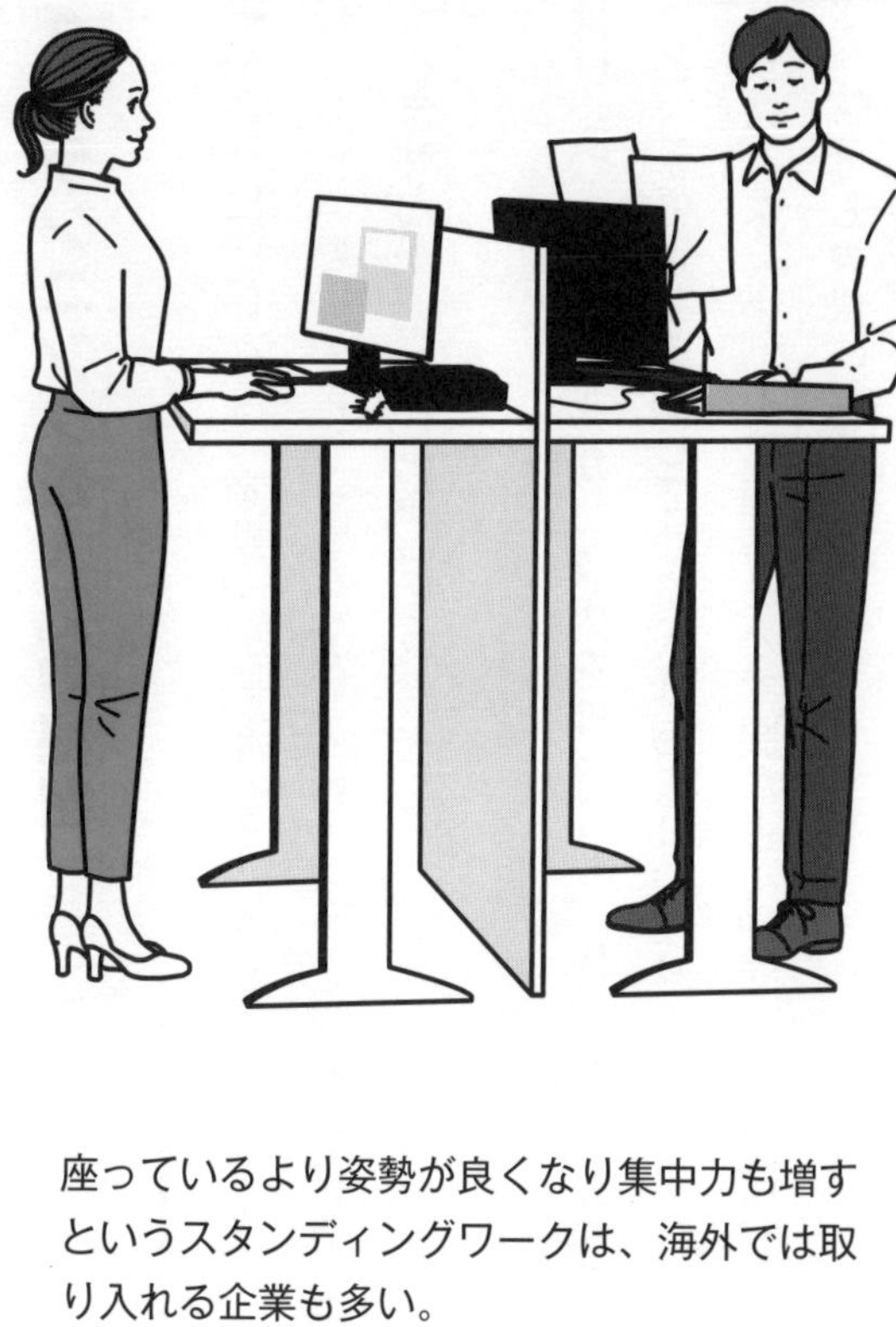

座っているより姿勢が良くなり集中力も増すというスタンディングワークは、海外では取り入れる企業も多い。

ジョギングやランニングが人気の秘密

近年、年齢や性別に関係なく、道路や公園を走る人が増えています。「つらいのに……」「寒いのに……」「暑いのに……」と見るたびに苦痛を感じるかもしれませんが、当人は楽しそう。

走る効用はいくつもありますが、「**腸内をゆさぶり、腸内細菌の働きを促進している**」という事実を認識している人はあまりいません。トントントンとリズムよく小刻みに走ることで腸がよく動き、体調が良くなっているのです。気分も爽快になります。

最初は1キロゆっくり走れば十分です。慣れたら距離もスピードも少しずつ増やします。

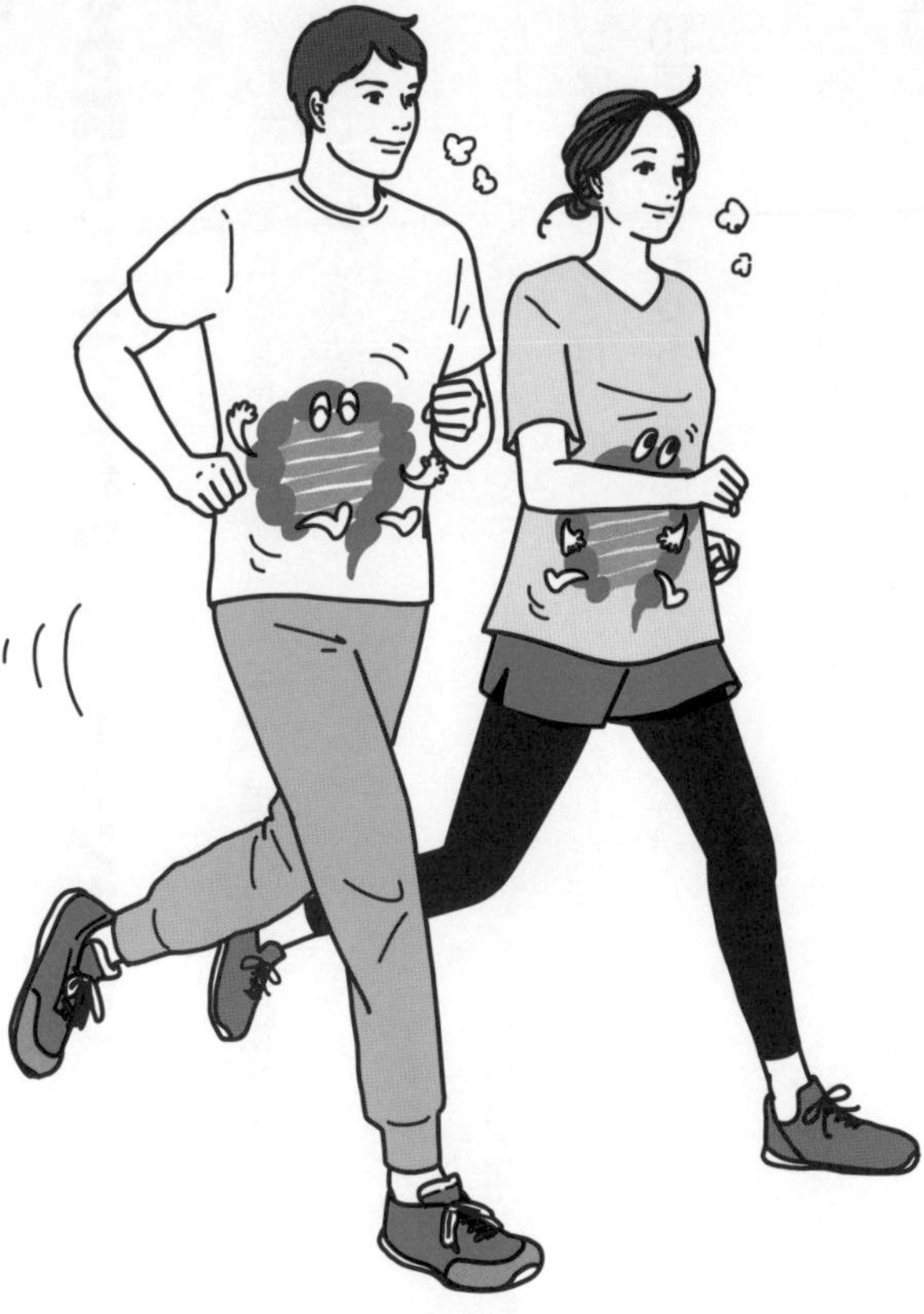

ランナーに便秘、下痢の人は少ないのでは？ 新型コロナ陽性者もあまりいないのではないでしょうか？

なわ跳び、エアなわ跳び、トランポリン

なわ跳びでピョンピョン跳ぶことが、腸内の内容物を刺激していることはいうまでもありません。

なわ1本で楽しく遊びながら腸活できるのです。なわがなくても想像して跳びはねるだけで良いので、費用もかかりません。

10回ずつ3セットから始めてみてはどうでしょうか？

ある80歳になる料理研究家の女性は自分の部屋に「家庭用トランポリン」を購入し、毎日100回跳びはねています。

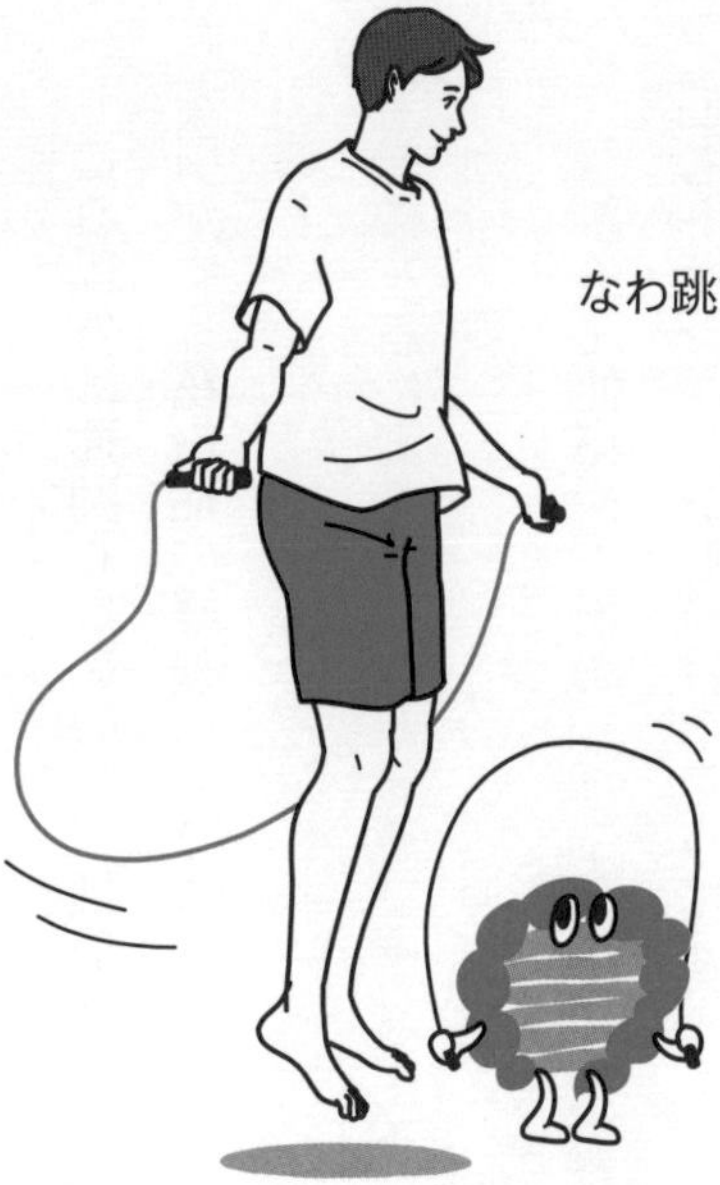

なわ跳び

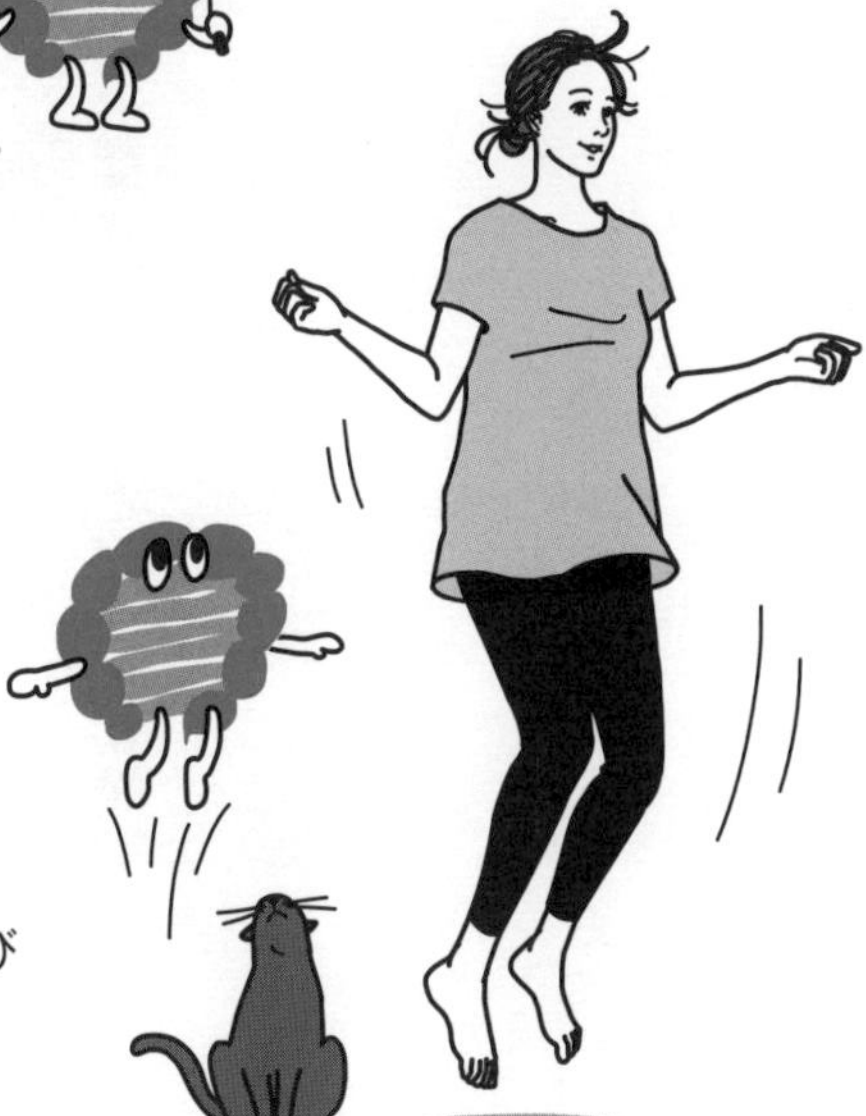

エアなわ跳び

これ以外は運動しないのに、健康状態は若者並み。この30年間一度も風邪を引かず、花粉症の経験もありません。

前後左右に高く跳びながら遊び感覚で楽しんでいます。

もちろん便秘や下痢をしたことがなく、食欲は旺盛です。１００歳になってもトランポリンを続けるそうです。

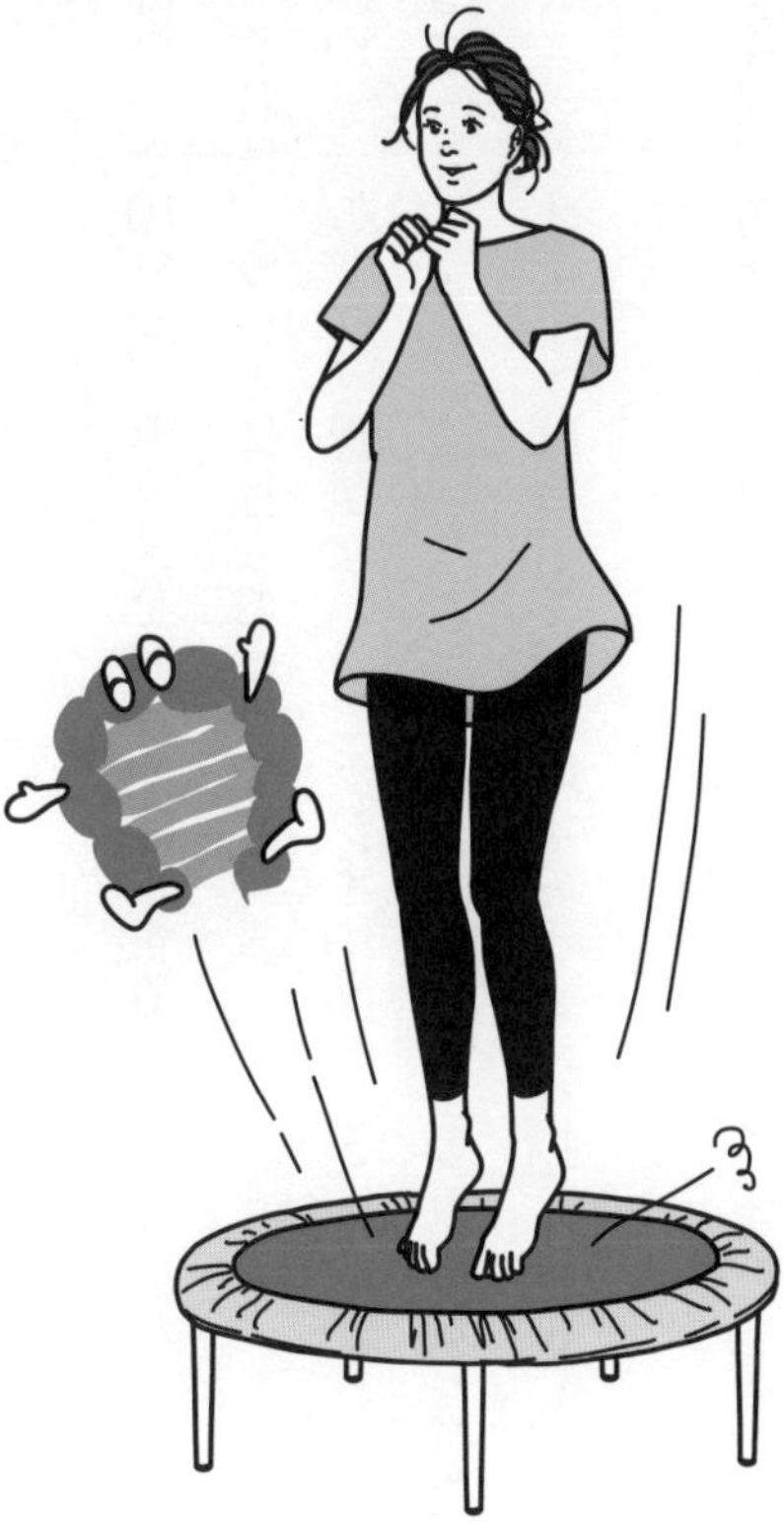

トランポリン

ラジオ体操でも腸が良く動く

毎日たった10分間、カラダを曲げ伸ばしするだけで元気な人が多くおられます。それは、ラジオ体操のおかげです。

ＮＨＫが「あまり反響がないのでラジオ体操をもうやめよう」と放送したとたん、「絶対にやめないで」という声が驚くほど多数寄せられたそうです。ＮＨＫ（ラジオ第１）は今も午前６時半のラジオ体操を継続しています。

よく検討すると、**カラダの横曲げ、前屈、後屈など腹部を曲げたり伸ばしたりする種目がちゃんと入っています。**普段の生活では動きにくい腸も自然に動いているのです。「ラジオ体操で体調が良くなった」という声は本当だったのです。

実際に現在、私が入居している有料老人ホームには入居者が約７００名もいるのに、ラジオ体操をこまめに行っているおかげか、新型コロナウイルス陽性になった人は一人もいません。

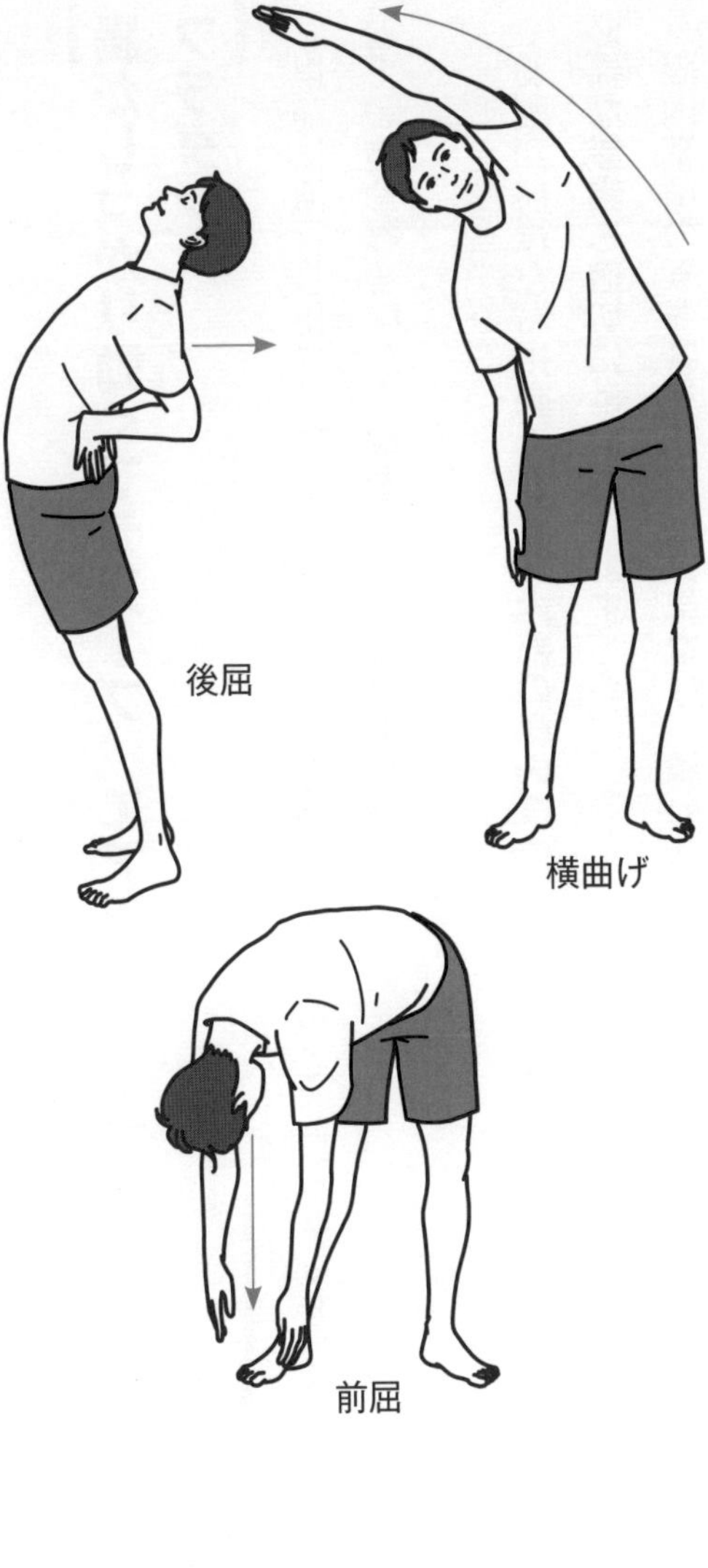

腸がしっかり動くフラフープ、エアフラフープ、フラダンス

以前に流行したフラフープはお腹に大きめの輪をはめて、グルグルと強い力でお腹や腰を回して輪を水平に保つ遊びです。

お腹が前後左右に動くとき、**内部の腸内フローラも前後左右にゆさぶられ、必要な酸素も適切に供給**されます。

腸内細菌のうち**善玉菌が元気になり**、腸の活動が健全になります。

輪がなくても、想像で腰を回すエアフラフープをするだけで十分です。

フラダンスもお腹を中心にしっかり腰を動かすので、フラダンスをする人は腸の調子が良いと聞きます。

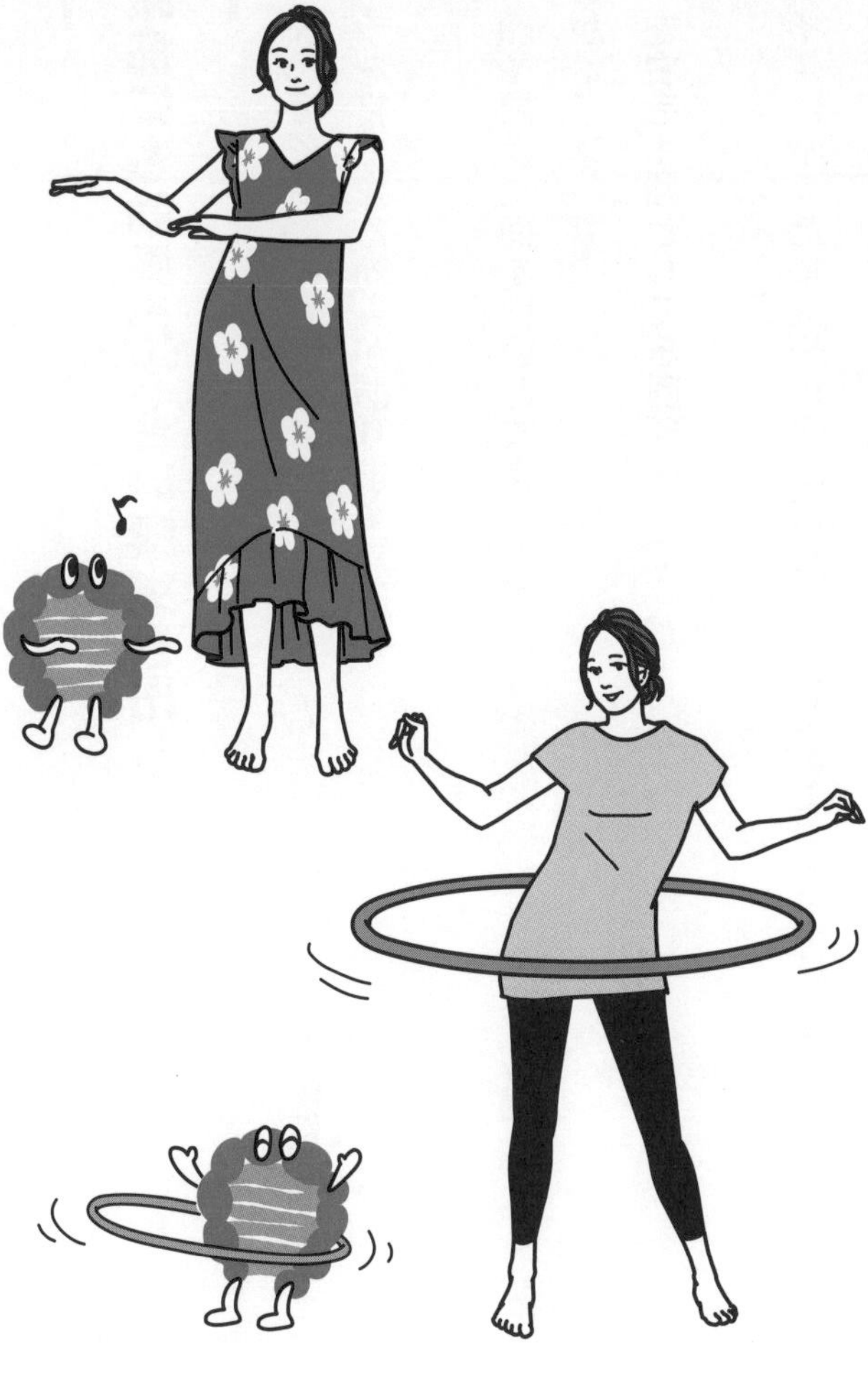

腰痛にも効果が大きい腰突き出し

まっすぐ立って、腰だけをゆっくり左右交互に突き出す方法は、腸内フローラを良くする効果があります。

顔や肩は正面を向いたままで、腰だけを左右に大きく突き出そうとすることがポイントです。

左右を1回として5回反復してください。

イスに座ったままや布団に仰向けに寝たままでも実行できます。腰の痛みが改善することは多くの人々が体験済みです。一挙両得なので、ぜひ日常生活に取り入れてください。

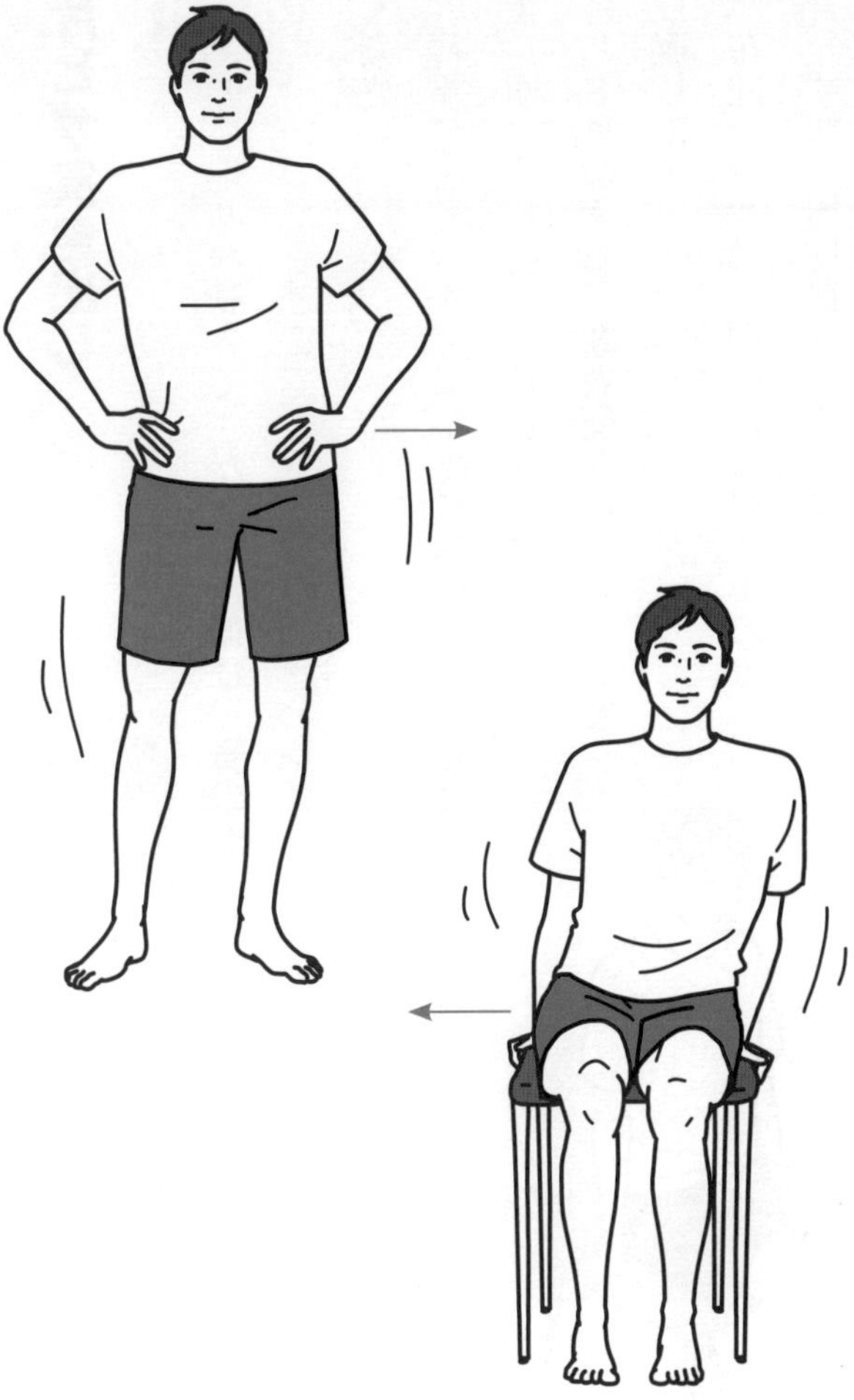

片ヒザ突き出し

とても地味な動きですが、**腸が伸び、腰の血流を改善する**気持ち良い方法です。いつでもどこでもできるので、テレビを見ながらでもぜひやってみてください。

背すじをまっすぐにしてイスに座り、左ヒザだけ前方に突き出して6秒静止。ゆっくり戻して右ヒザだけ前方に伸ばし6秒数える。**左右交互に3回ずつ繰り返します。**

布団やベッドに仰向けに寝たままでも、片足ずつ、股関節から下へずらすように伸ばすことで実行できます。

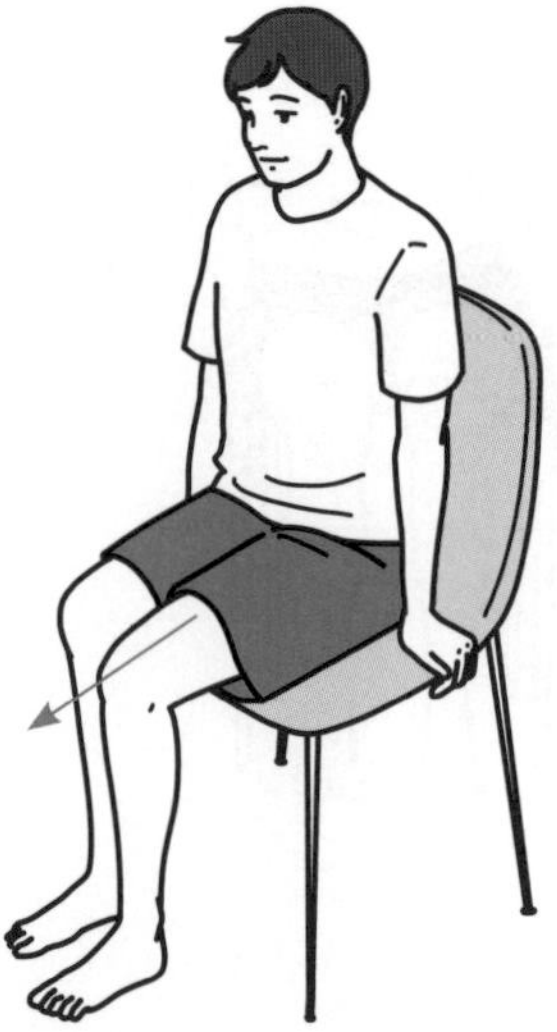

片ヒザ交互伸ばし

仰向けになって、両足を伸ばしてそろえます。左足をグンと伸ばし、右ヒザは胸に向かって引き寄せます。

今度は、逆に右足を下に強く伸ばし、左ヒザを胸に引きつけます。これを左右交互に3回ずつ繰り返します。

腸が伸び縮みすると共に、股関節が動いて気持ちが良い運動です。

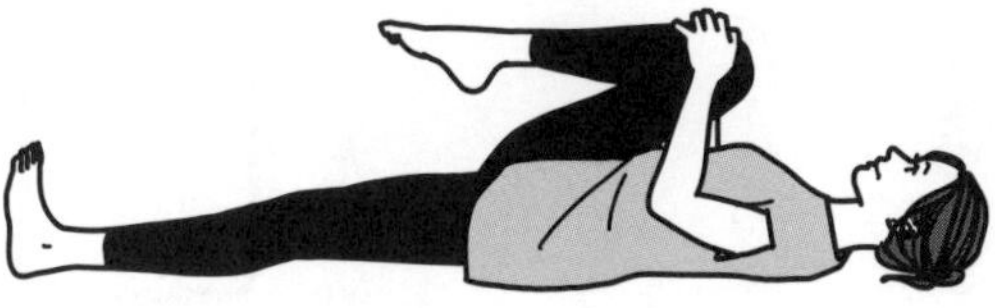

腰上げ両ヒザ倒し

腸の動きが活発化するだけでなく、ひねることで、お腹の横に付いた脂肪がとれる動きが、この腰上げ両ヒザ倒しです。

床に仰向けに寝て、両ヒザを立てて曲げておきます。

次に、腰を高く上げて右足を少し浮かせて左側に倒し、左ヒザが床につくまで両ヒザをそろえて倒しましょう。

元に戻して、今度は左足を少し浮かせて右側に倒し、右ヒザが床につくまで両ヒザをそろえて倒します。

元に戻して、これを左右交互に3回繰り返します。

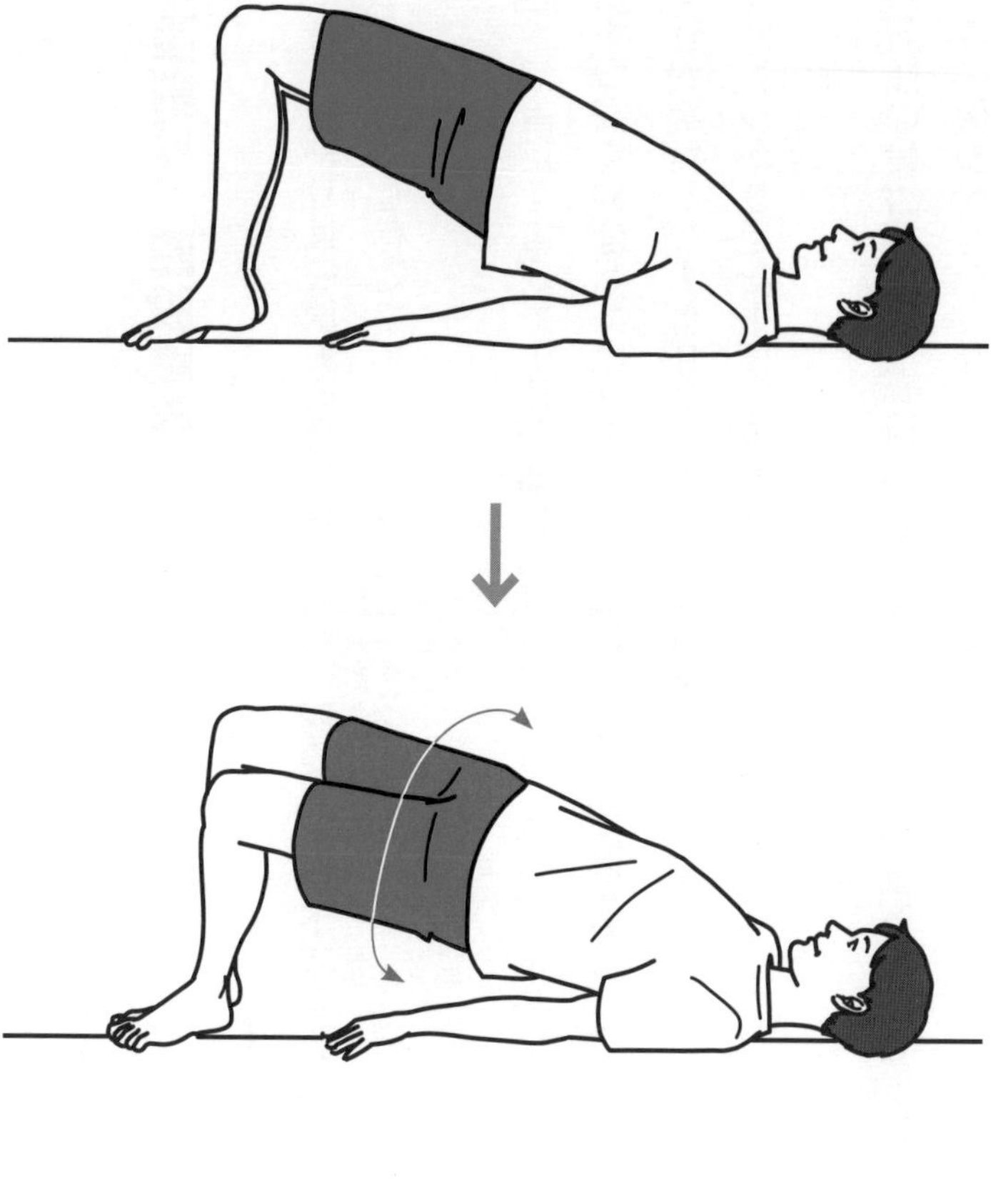

相撲の股割り、四股《しこ》踏み

力士が行う股割りは股関節の柔軟性を高め、四股踏みは下半身強化に役立ちますが、腸活にも有効です。

床に座って両足を広げて上体を前に曲げる股割り、両足を広めに開いて立ち、片足ずつ高く伸ばしてはストンと地面に落とす四股踏みは、男性ばかりでなく女性が実行しても健康効果が大きい運動です。股割りはゆっくり3回、四股踏みはしっかり足を上げて左右3回ずつ行いましょう。

実際に新聞の投書欄に、広島県の81歳になる女性が股割りを毎日30回実行したところ、体調が万全になり、腸内細菌の状態を検査すると善玉菌があふれていたことが紹介されていました（2021年1月13日朝日新聞より）。

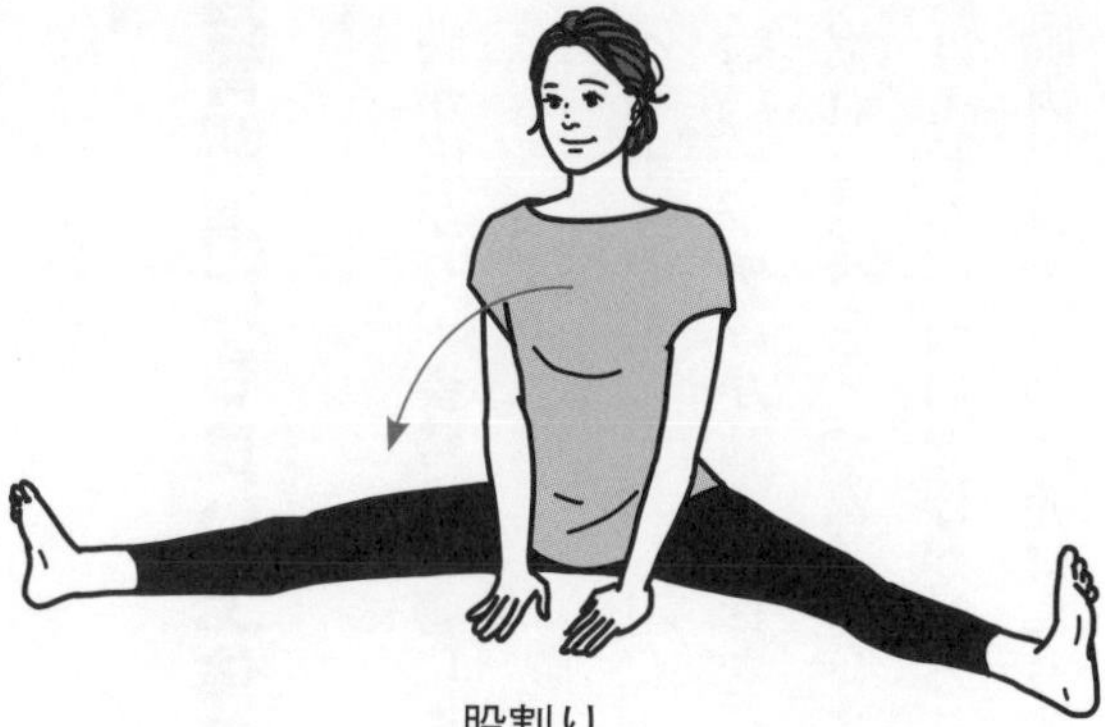

股割り

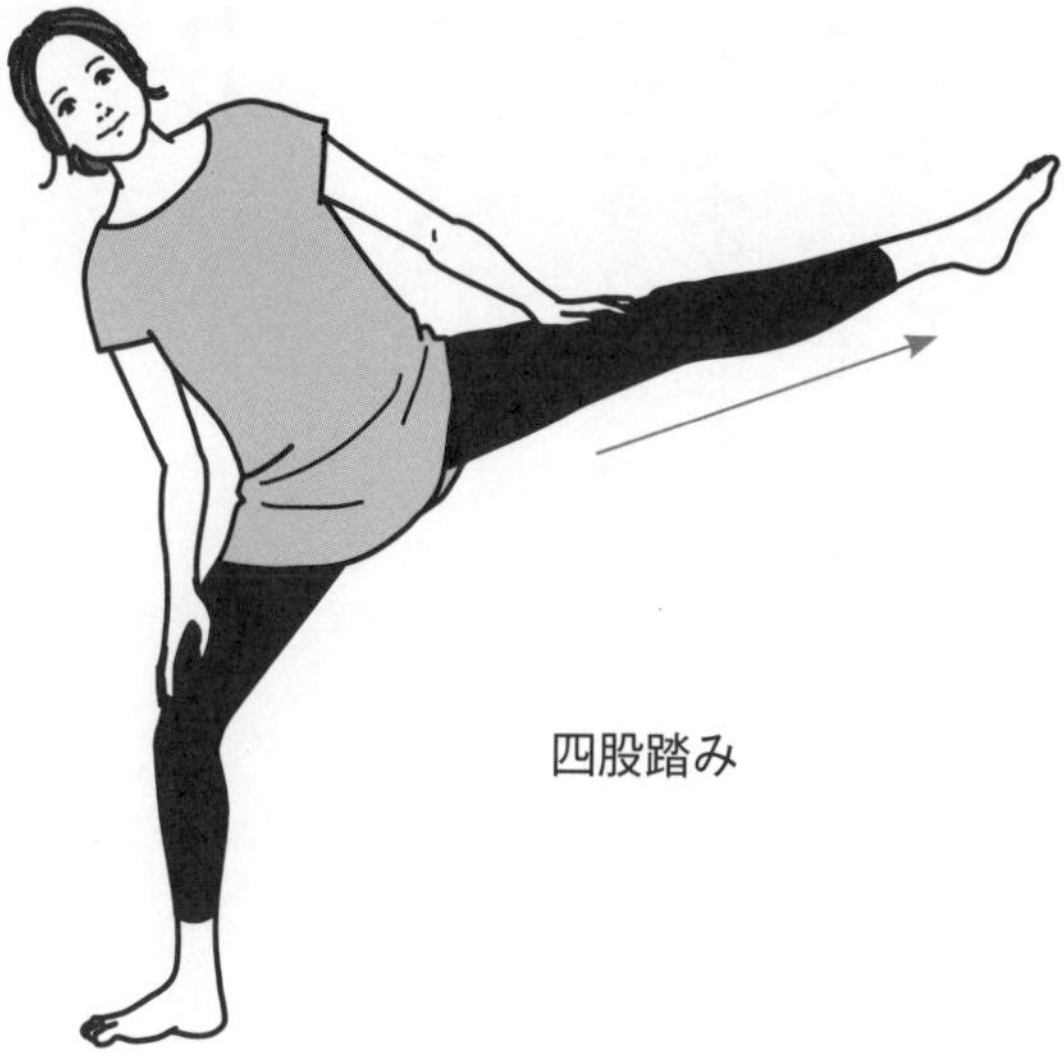

四股踏み

猫背解消にも良い上体反らし

胸が広がり、**姿勢の改善**にもってこいです。

ベッドや布団にうつぶせに寝たままの姿勢で両ヒジをつき、首と頭、両肩を約15センチ浮かせて上体を反らし、5秒数えます。

慣れたら少しずつ高く上げていきますが、無理に頭だけを後屈しすぎてはいけません。両肩を浮かせることがポイントです。腸の内部もしっかり伸びて腸内フローラが活発になります。

ゆっくり3回繰り返すだけで十分ですが、慣れたら両足をそろえて上げてみましょう。腸の下部まで伸びて気持ち良いものです。

背中が丸くなることを防ぐほか、丸まってしまった猫背を解消する効果も期待できます。

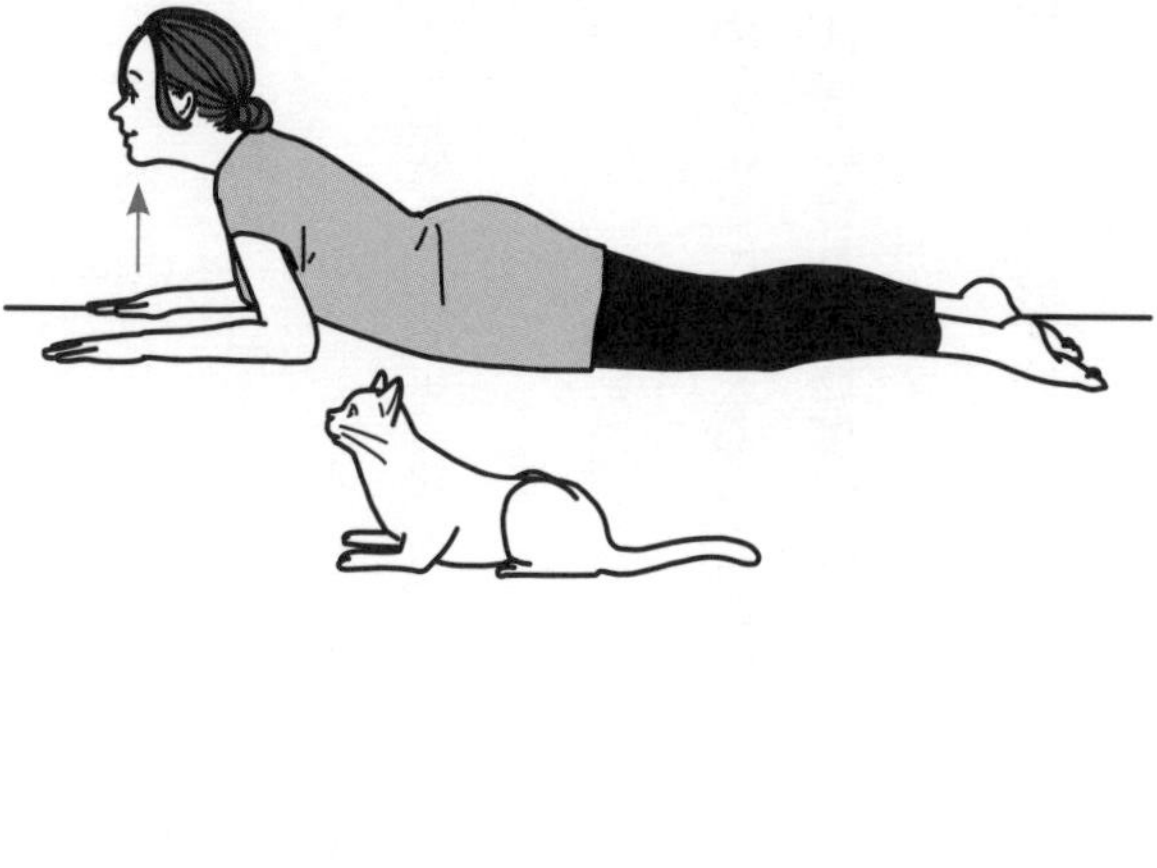

「でんぐり返り」

以前、女優の森光子さん（故人）が、86歳まで舞台ででんぐり返りを毎回続けたことが話題になりました。

体力が必要ですが、実は腸の内部にとってぐるりと回転することは最高の刺激なのです。**腸内フローラがゆさぶられ、適度に酸素が行き渡り、その動きが活発に**なります。

繁殖力が高まり善玉菌が大活躍。免疫力が向上して病気知らずのカラダになれるのです。

布団などで**一日1回から始めて、毎日3回**実行してみてください。

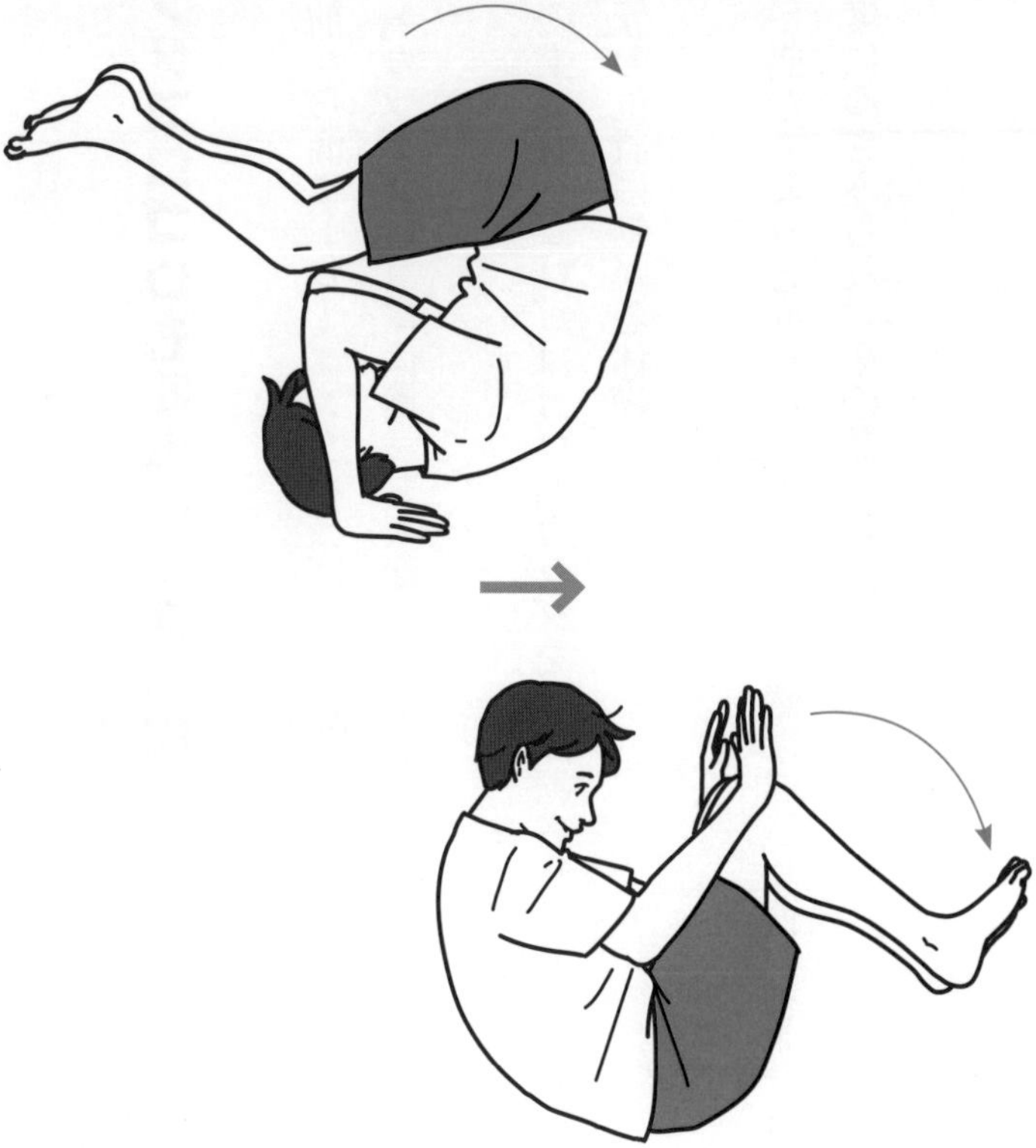

カラダゴロゴロも簡単にできる腸活

以前から簡単トレーニングを公開してきた中で、部屋の狭い場所で実行できる「カラダゴロゴロ体操」も大変好評でした。

床の上で右へゴロゴロゴロとカラダを3回転させ、今度は左にゴロゴロゴロと元の位置に転がる体操です。

胃や腸がぐるりと回転し、内容物が自然に混じり合います。**腸内フローラも適度にゆさぶられ、その動きが活発になります。**

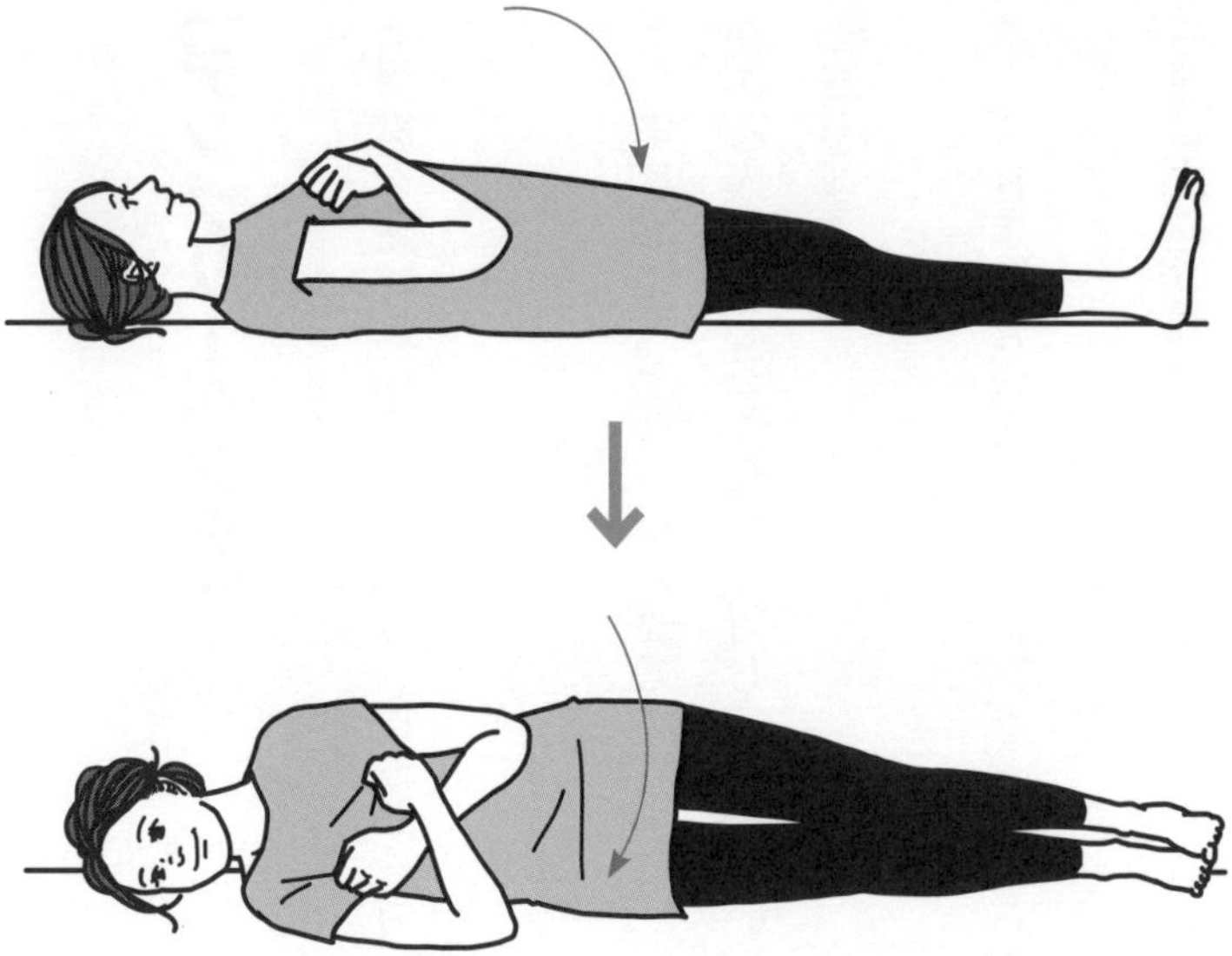

逆立ちと「デングリーベンチ」

下垂している胃腸を逆さまにする方法は、以前からヨガなどで盛んに行われてきました。

しかし、逆立ちするには大きな力が必要です。よほど自信がある人は用心しながら実行してください。無理をすると首を損傷する危険があります。

宮城県にあるＩＳＨＩＫＡＷＡトレーニングジムの石川栄一会長は、誰でも無理なく逆立ちができる「デングリーベンチ」を考案されています。体力がない女性でも簡単に逆立ちができ、体調を良くするのに役立っています。

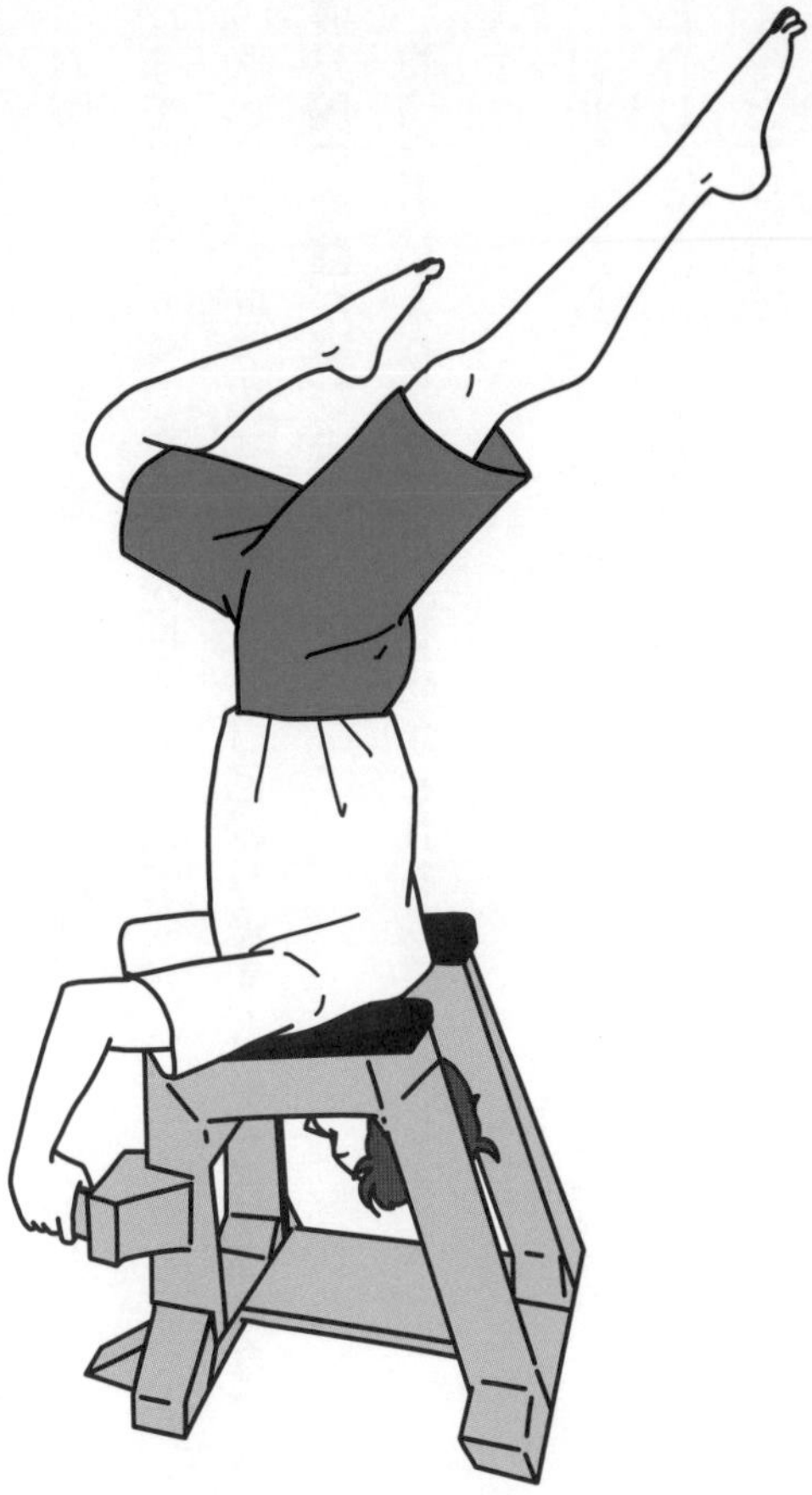

デングリーベンチ

使用は指導者の適切な指導のもと行いましょう。

寝たままでもできる
フルブレッシング（ドローイン、腹式呼吸、ロングブレス）

お腹をふくらませて息をいっぱい吸い込み、ゆっくり吐き出す、最後の1ccまで吐き出す感じで腹筋を凹ます方法です。

「吸い込む、吐き出す」を大きく3回繰り返すと、**全身に新鮮な酸素が行き渡り腸内細菌が喜びます。**

腹筋に力が入り、だんだん**脂肪がとれる効果**もあります。

約40年前から『自己トレーニング法』（青春出版社発行）という本などで紹介したところ、多くの方が実践して「気持ち良くなる」「精神も落ち着く」と喜ばれています。とくに息を吐いて15秒間じっと腹部に力を込める方法は、ダイエット法としても高く評価されています。

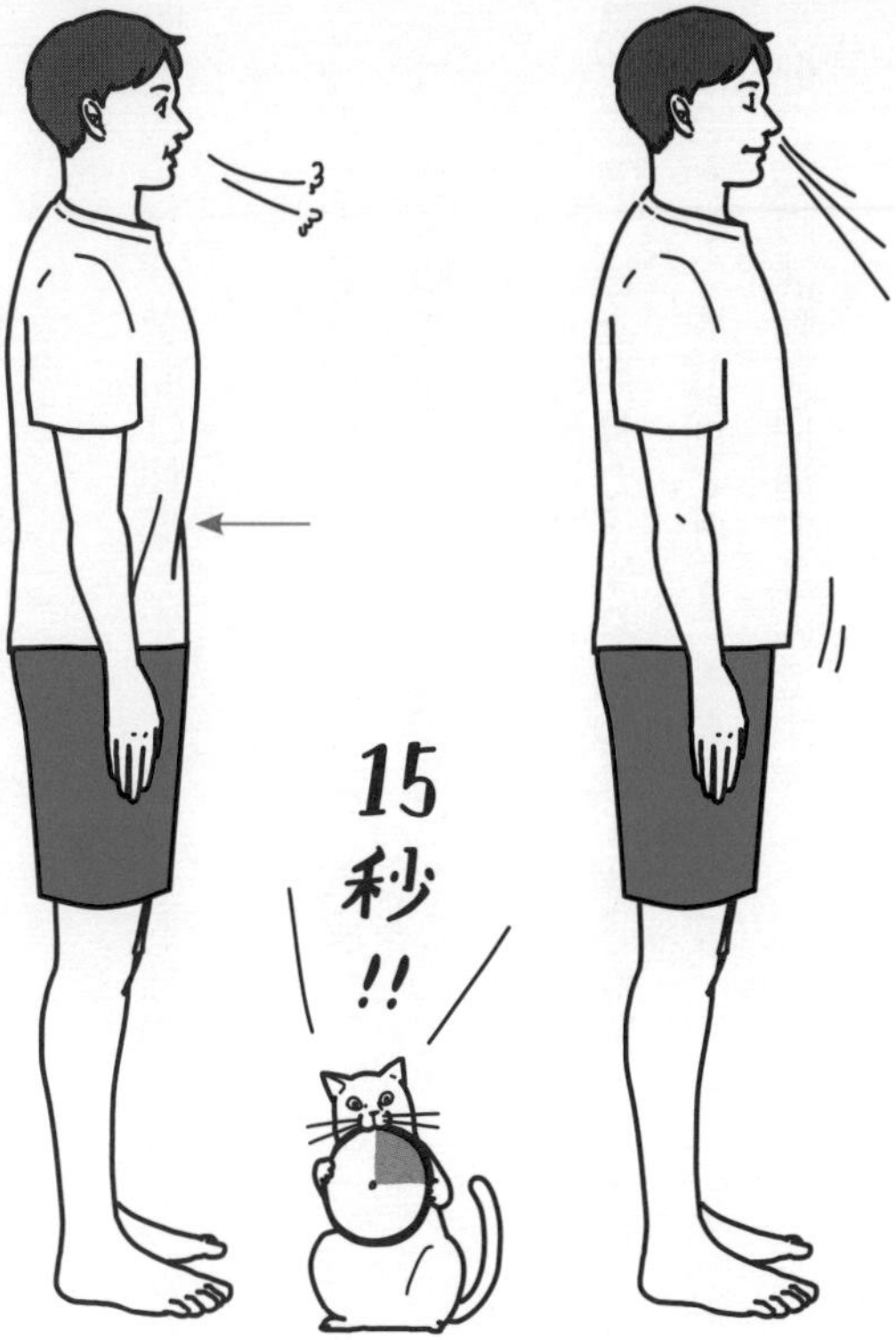

「ドローイン」または「腹式呼吸」あるいは「ロングブレス」ともいわれる呼吸法。仰向けに寝たままでもできる。

スクワットもしっかり腸を動かす

股関節やヒザを曲げ伸ばしするスクワットは腹筋もしっかり鍛えられます。

立ったり、しゃがんだりするたびに、お腹が伸び縮みしますが、内部の腸内フローラもゆさぶられて良好な環境になるのです。

スクワットは上半身と下半身をつなぐ大きな筋肉、大腰筋と腸骨筋（この2つを合わせて腸腰筋と呼ぶ）も強くします。下垂しがちな腸全体を引き上げ、健全な腸活動を促進するのです。

両腕は床と水平に前に伸ばし、足は肩幅に広げて立ち、太モモが床と平行になるまで腰を落とします。ヒザがつま先より前に出ないようにします。**10回を目標に行い、**慣れてきたら、20回、30回と回数を増やしましょう。

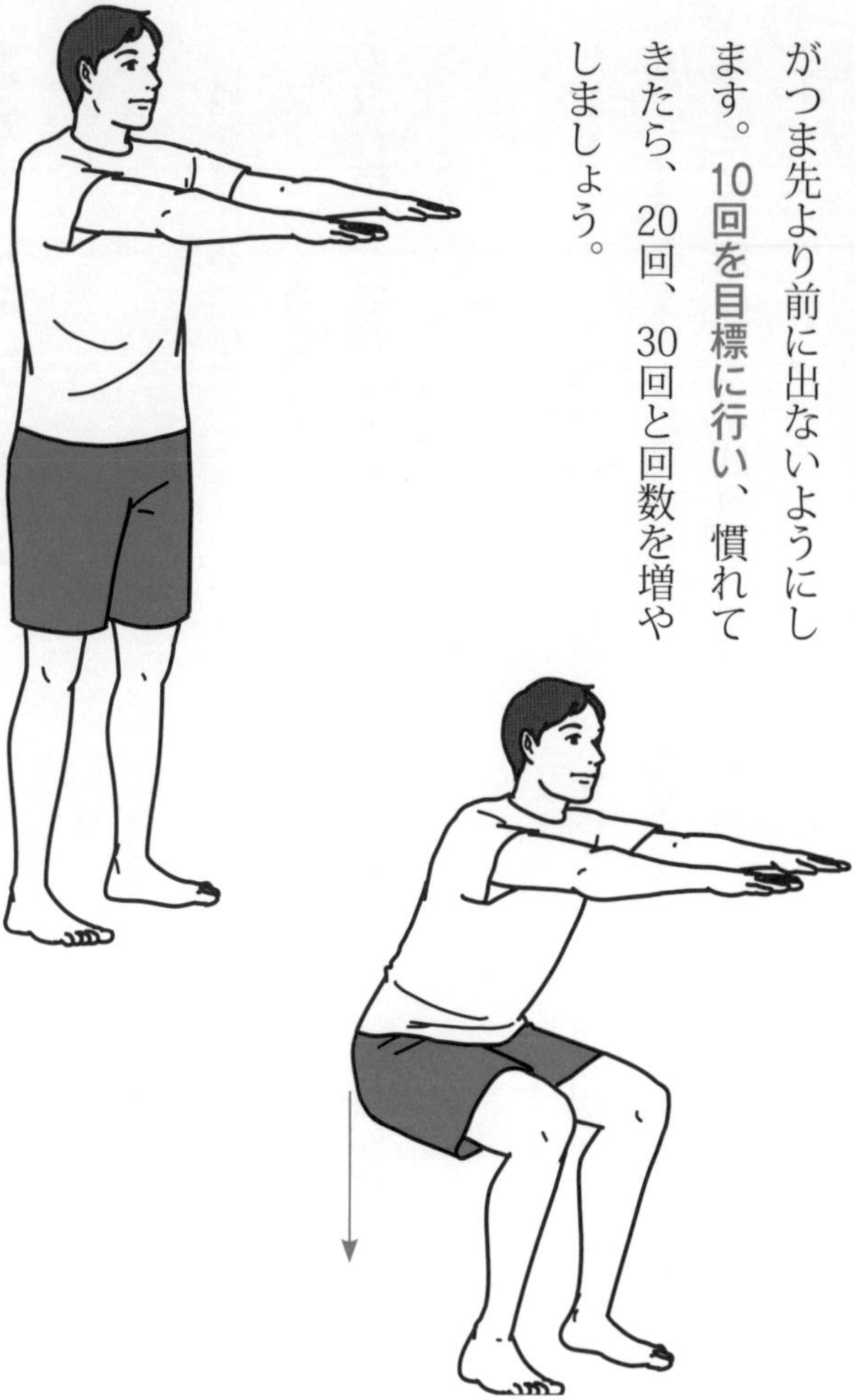

おならはマナー違反

無意識に突然出てしまう、おなら。

プーという音も、くさいにおいも不愉快です。満員の通勤電車や狭い空間の飛行機などで音やにおいが出たら、「誰が犯人か？」と周囲は気になります。

屋外スポーツの場合は許容されても、室内トレーニング場ではたまりません。「生理現象だから仕方ない」「高齢になると腸が弱くなる自然現象だ」「食事と一緒に空気を飲み込んでいるのだから当然さ」などと居直る人がいます。

以前は「消化不良説」が有力でしたが、最近は「腸内フローラが悪くなっている」と説明する人が増えています。

悪玉菌が多くなれば特有のにおいを出す硫黄酸化物、窒素酸化物などが腸を満たし、腹圧がかかったときに外へ出てしまいます。

腸に重大な障害があって善玉菌をどうしても増やせない場合、健康なスポーツ選手などから便を提供してもらい、自分の腸に入れる方法がアメリカなどで開発されています。

といっても、直接、便を食べたり、腸に入れたりはできません。

便の液状部分を無害化して、チューブで内視鏡検査のように肛門から腸の奥深くまで注入するようです。

もちろん、おならはどの国でもマナー違反です。西洋の国々では「ゲップもマナー違反」と嫌われます。

ガスを生じやすいサツマイモを避けるほか、深呼吸や本書にある多くの腹筋運動で、腸内の空気を入れ換えるように心がければ、おならもゲップも最小限にできます。

トイレで早めにガス抜きを済ませることも大切です。

第4章

腸活の決め手、レッグレイズ健康法

腸の周りの筋肉をしっかり動かす

第3章の腸をゆさぶる運動は、どれも簡単にいつでもどこでもできるものが多いので、自分に合う方法を自由に実行すれば体調が良くなります。

この章で紹介するレッグレイズは、初心者レベルから上級者向けまでとくにお勧めしたい腸活運動法です。

お腹の表面にある筋肉群だけでなく、体幹深部にある筋肉群（インナーマッスル）、腸管の周りにある筋肉群もしっかり動かせます。

慣れるにつれて高度なレッグレイズに進んでみてください。最後にある「ルーティンワーク」（P132参照）を毎日実行すれば健康法としても理想的です。この「ルーティンワーク」はどんなに忙しいときでも約10分あれば終わります。

レッグレイズは筋トレの基本種目

レッグレイズは筋トレを行う人には欠かせない腹筋種目です。

下腹部の体脂肪が良くとれて引き締まった腹部、6つに割れた腹筋を作ることができる以外に、深腹部にある筋肉群（インナーマッスル）が刺激され、内臓脂肪をとるのにも有効です。

さらに、腸内部の腸内フローラの状態を良くし、免疫力を高める効果が大きいのです。

レッグレイズは初心者が実行できる簡単な方法から、スポーツのプロ選手が挑戦する高度な方法までバリエーションに富んでおり、飽きずに楽しめます。そして、筋力が増し、カラダが変化していく面白さを味わえます。

毎日、何回でも実行して構いません。実行すれば効果は確実に現れます。筋肉は裏切りません。

1999年に『スクワット超健康法』、2006年に『新スクワット健康法』を出版して以来、今ではスクワットに関する書籍が書店にあふれ、スクワットは全国の高齢者施設で当たり前のように実行されています。自宅でコツコツと、毎日スクワットをしている人も多数おられます。

筋トレ種目だったスクワットがこれほど普及したように、同じ筋トレ種目のレッグレイズが日本全国で普及することを心から願っています。

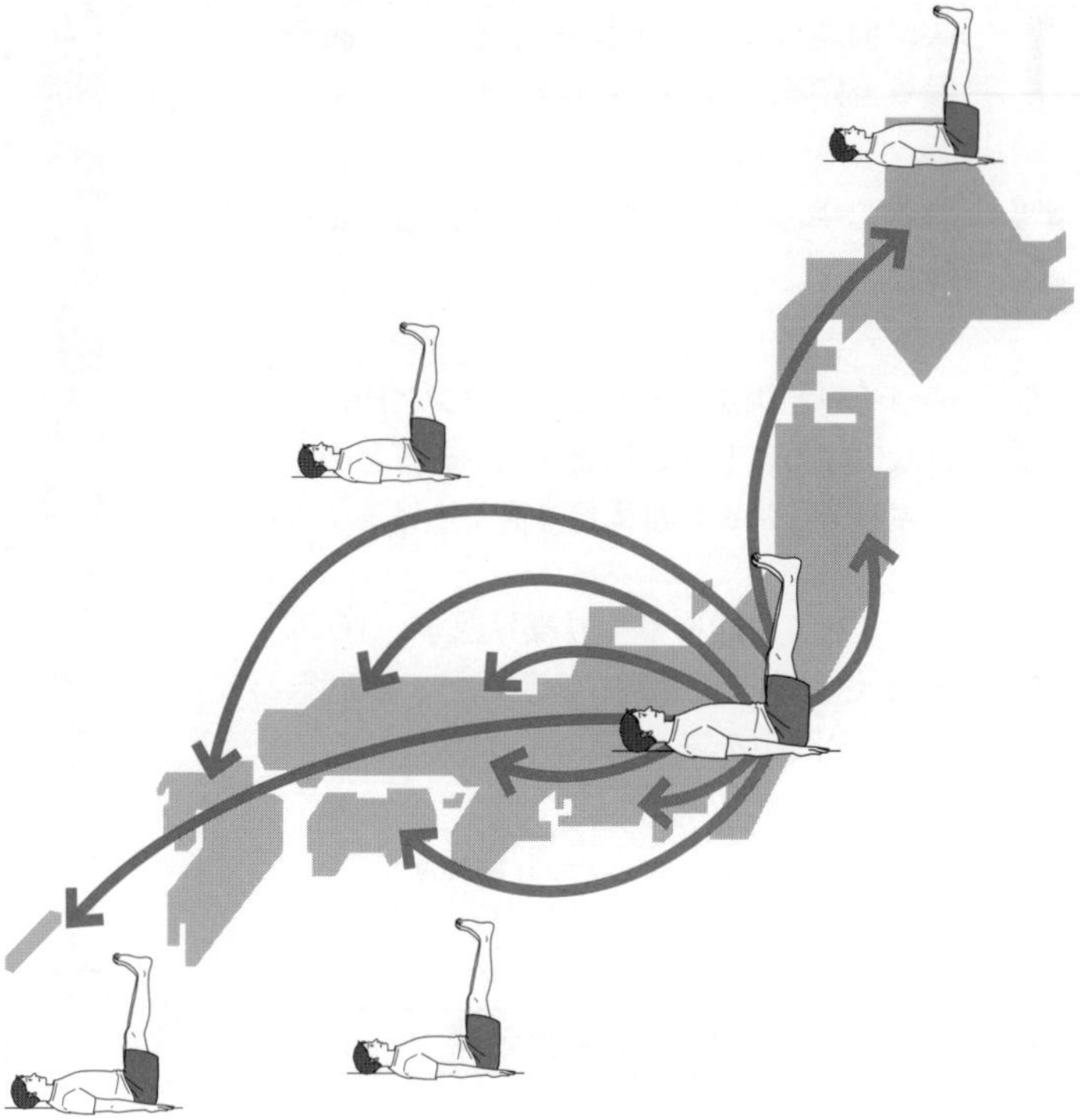

たとえ、ワクチン接種が行き届いたとしても、
レッグレイズ健康法を継続すれば、健康なカ
ラダを維持できます。

初級

1 床に仰向けになって両足をそろえ、高く振り上げる

2 お腹の中心の高さまで上がったら、2秒静止

3 ゆっくりと両足を下ろし、バタンと床につけないようにして、床上1センチほどのギリギリで止め、再度両足を高く上げる

4 2～3を10回ゆっくり繰り返す。10回×3セットで、慣れてきたら、20回、30回と回数を増やす

本書で紹介する回数とセット数は、どの種目も目安です。
状況により調整して行いましょう。できない人は無理をせず、
できる範囲から始めてください。

レッグレイズの共通効果

●腹筋が強くなる●皮下脂肪・内臓脂肪が減少する●ウエストが細くなる●便秘や下痢をしなくなる●食事がおいしくなる●腸内細菌が動いて免疫力が強くなる●胃腸が丈夫になる●夜ぐっすり眠れるようになる●東洋医学でいう「丹田《たんでん》」が鍛えられ、全身の気力と体力が向上し、元気になる

1.2.

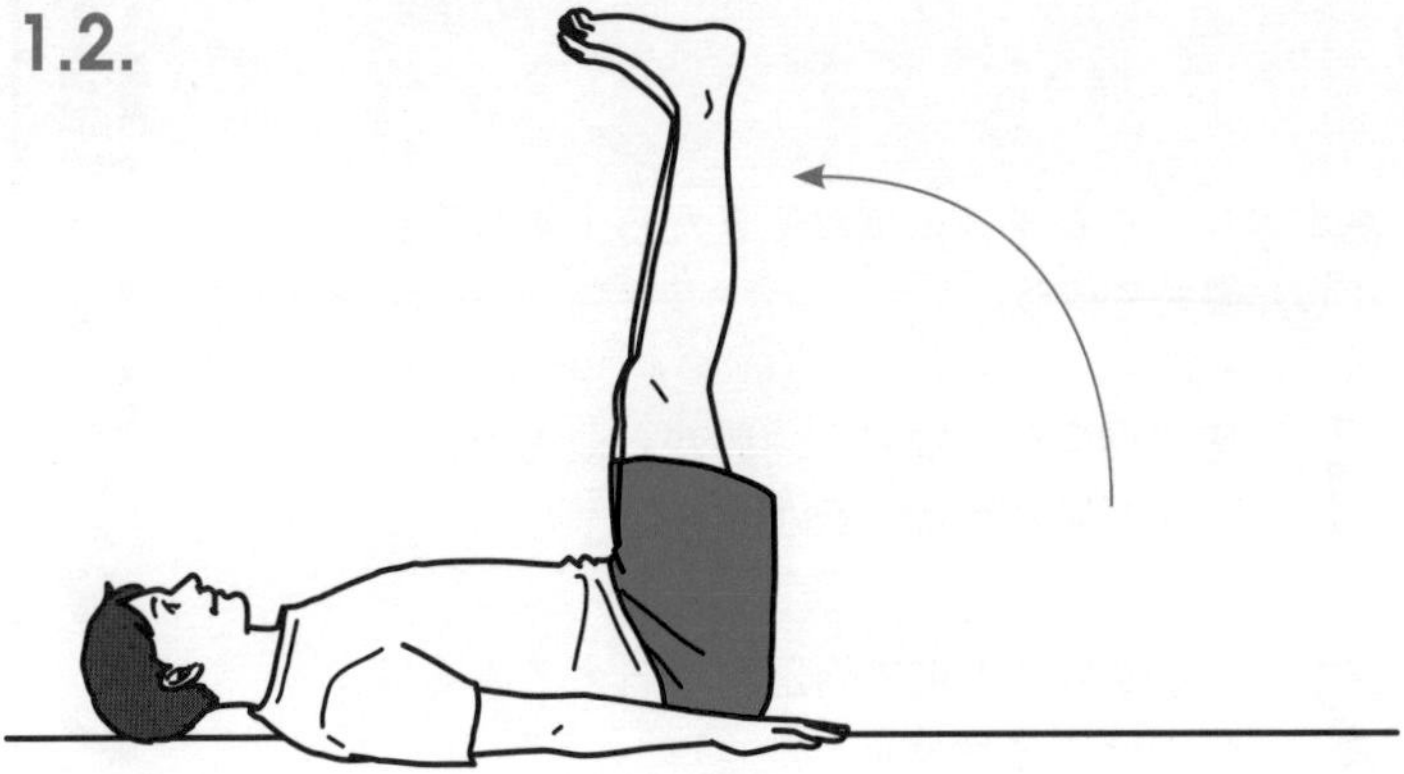

3.

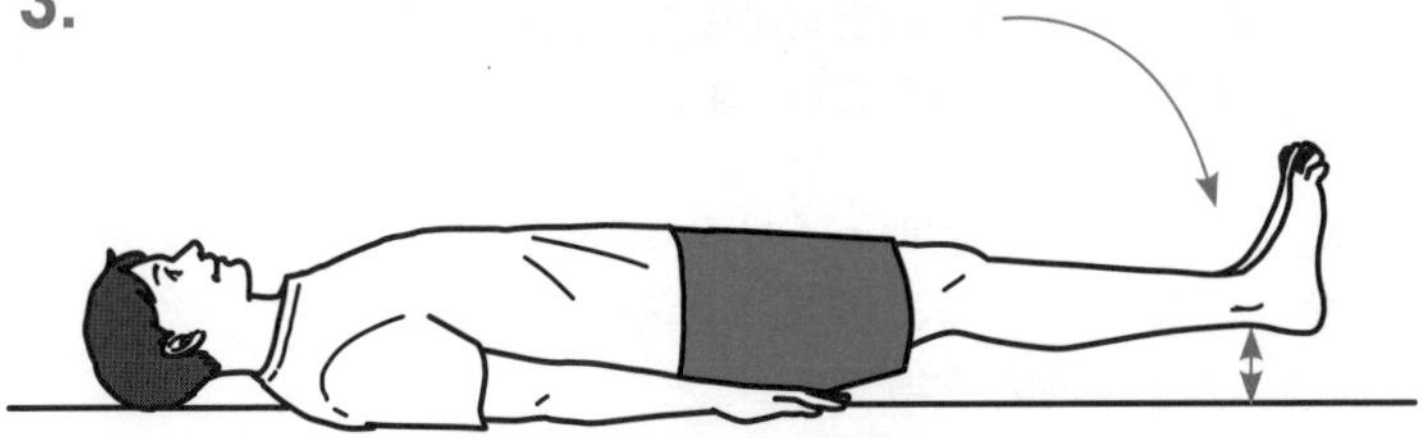

POINT

- 両足が高く上がった位置で２秒数える
- 10 ～ 20 センチずつを意識しながらゆっくり下ろす
- 初心者は、片足ずつ、また回数は５回から始めても良い

上体起こしレッグレイズ

初級

基本のレッグレイズに慣れてきたら上半身を起こした姿勢で行う。

1 床に仰向けになり、両肩から頭を上げてヘソが見える高さで維持する

2 1の姿勢のままで両足をそろえて高く振り上げて2秒静止

3 ゆっくりと両足を下ろし、バタンと床につけないようにして、床上1センチほどのギリギリで止め、再度両足を高く上げる。このときも上体は起こしたまま

4 2～3を10回ゆっくり繰り返す。10回×3セットで、慣れてきたら、20回、30回と回数を増やす

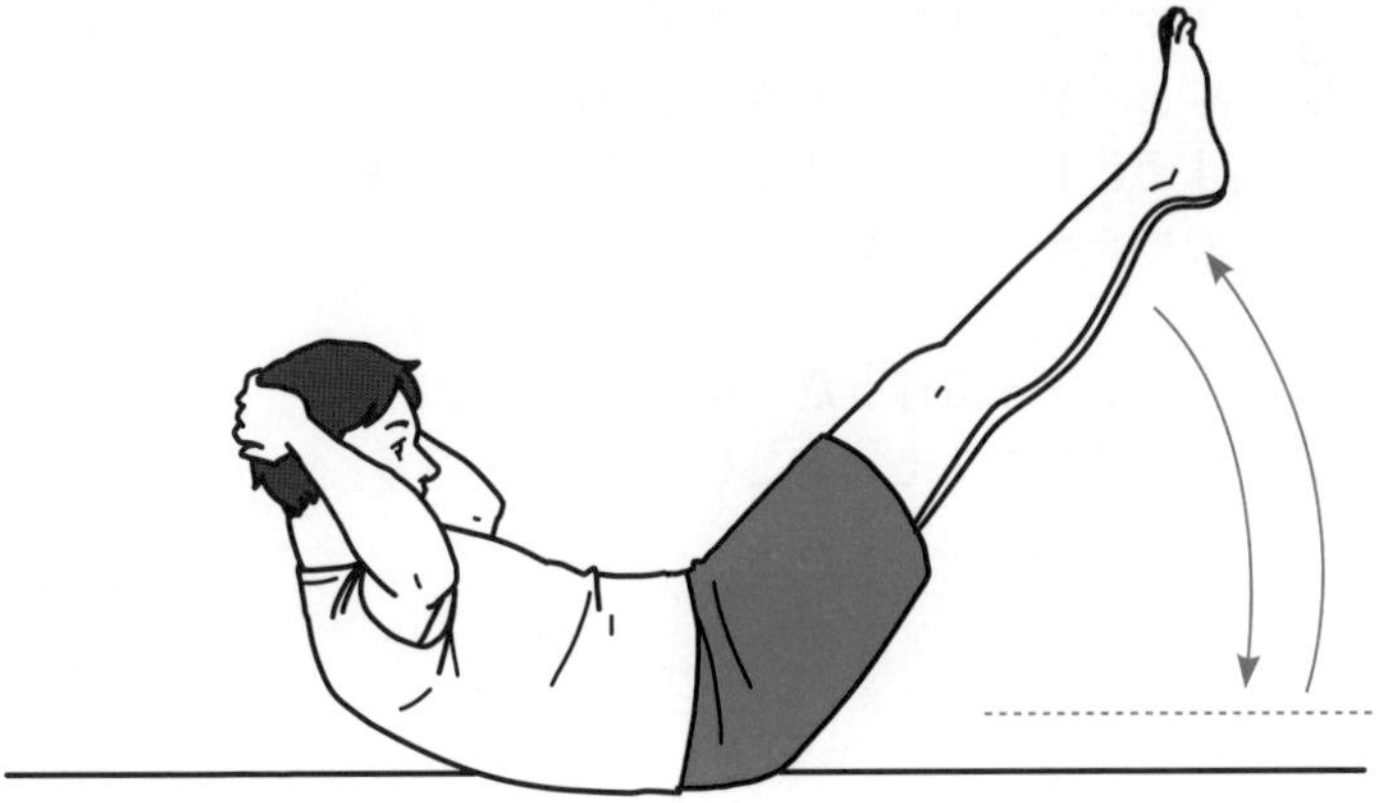

POINT

- 両肩を高く上げておくことで上腹部の腹筋が働き、胃付近の上腹部の脂肪減少にも有効。この点を意識し姿勢を保つ
- 慣れたら上体の角度を 30 度以上高くしたままで行う

ツイスティング・レッグレイズ

初級

1 床に仰向けになり、両足をそろえて真上右寄りに向かって上げる

2 両足をそろえたまま、左下の床に向けてゆっくり下ろし、バタンと床につけないようにして、床上１センチほどのギリギリで止め、再度両足を上げる

3 １～２を５回行ったら反対側も同様に行う。これを１セットとし、３セット行う

POINT

- 脇腹の脂肪がとれやすい
- 両手を頭の後ろで組んで、上体を起こして行うと効果が増す

1.

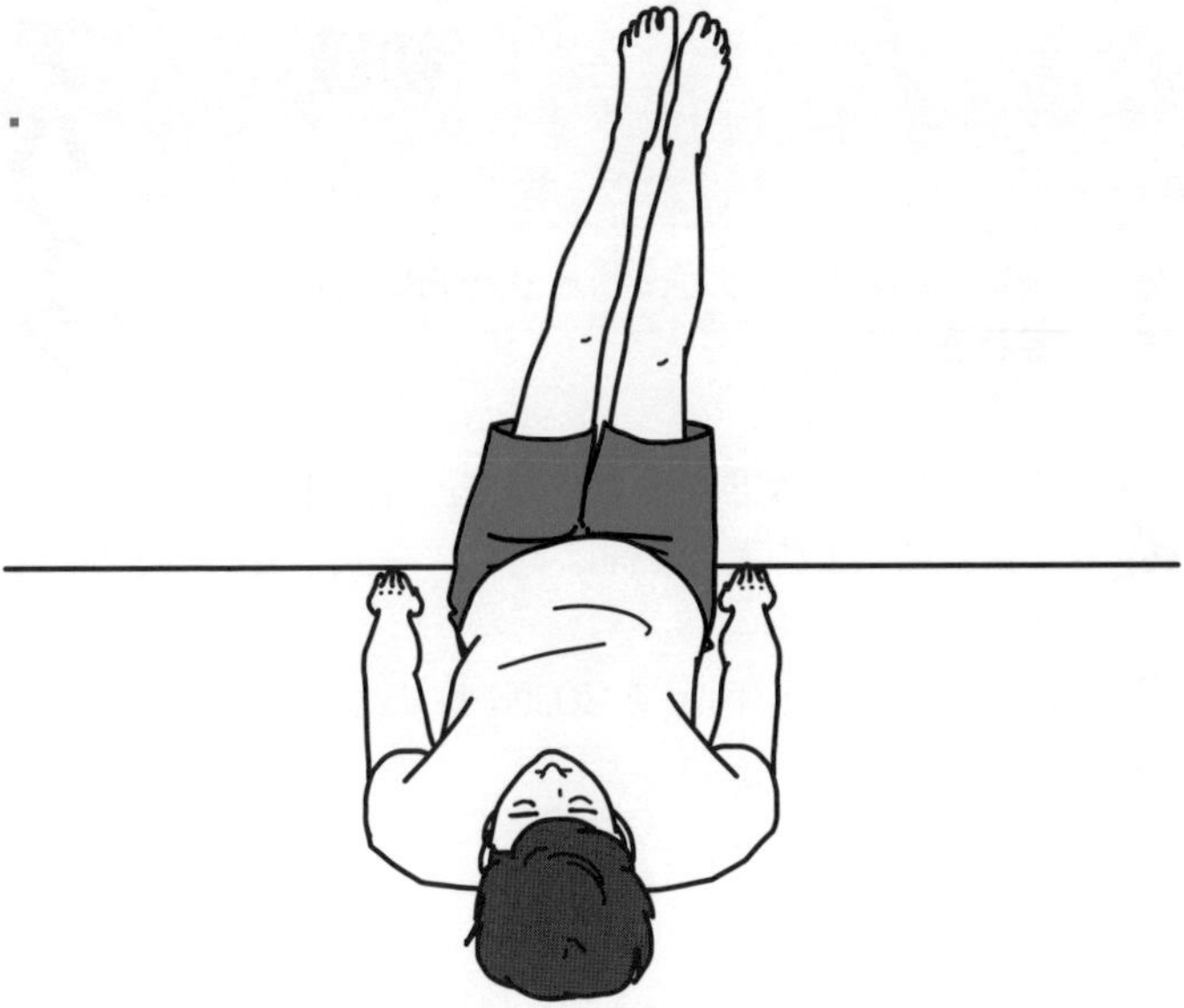

2.

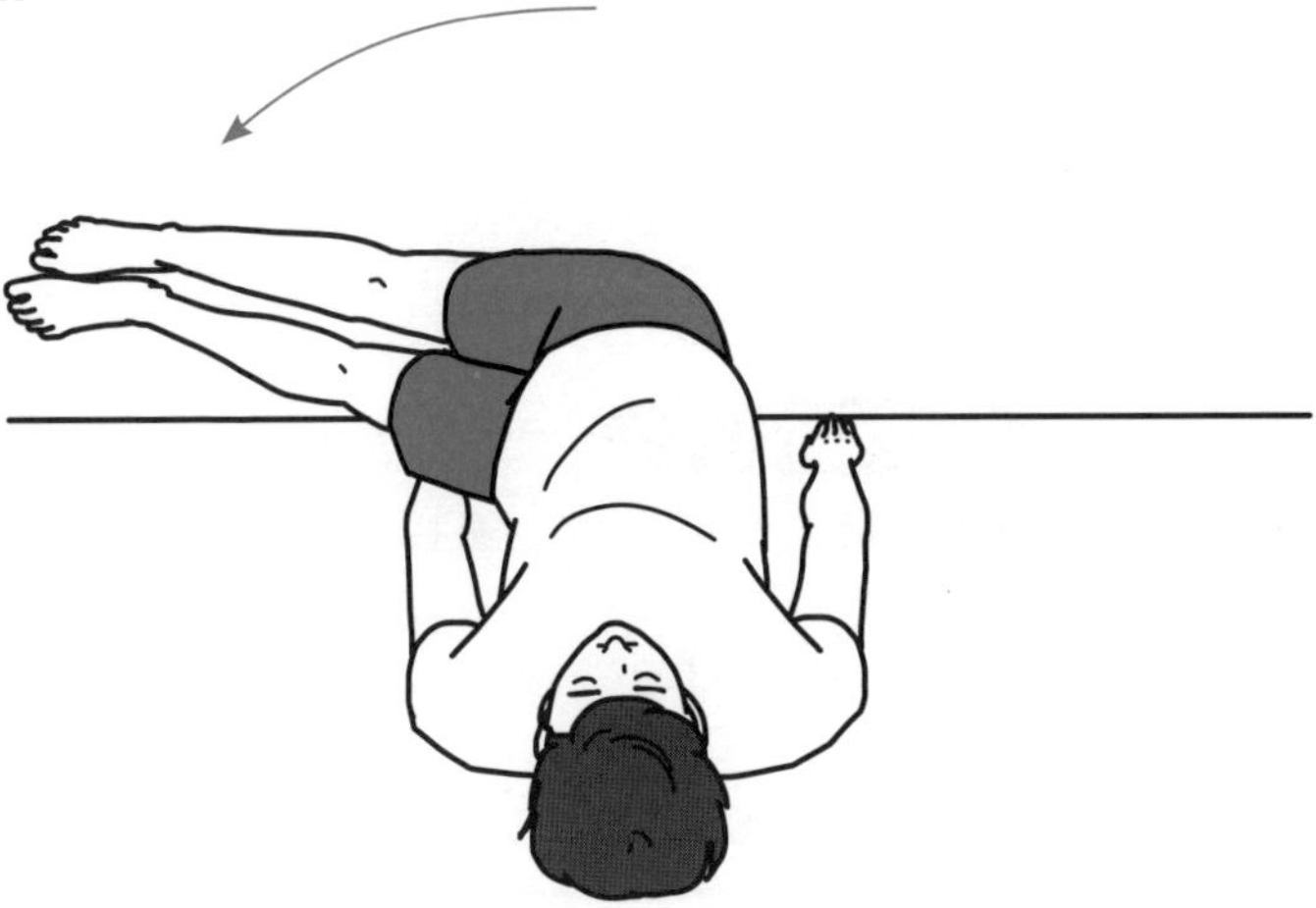

エアバイク

初級

1 床に仰向けになって、両ヒザを胸に引き寄せる

2 空中にあるペダルを踏む感じで、片足ずつ交互に、上に大きく伸ばす

3 ゆっくり10回(両足で20回)繰り返し、3セット行う

POINT

- 空中を自転車で走るイメージで、楽しく行う
- 息は止めないで、ゆっくりとしっかり吸ったり吐いたりする
- 腸が良く動いて腹部の脂肪がとれる

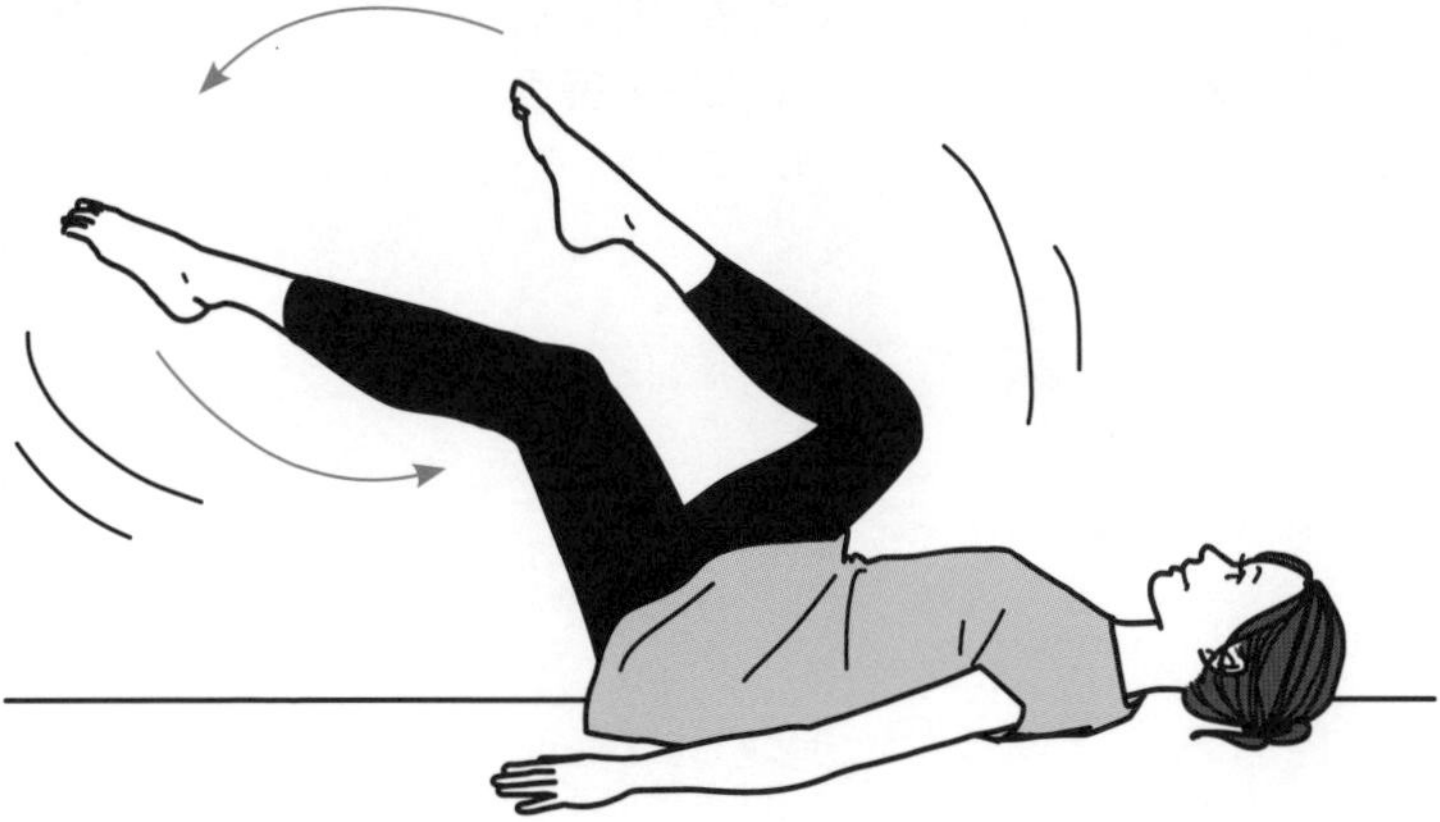

ニー・トゥ・エルボー

中級

1 姿勢を正して、まっすぐ立つ

2 左ヒジを下ろし、右ヒザを上げて胸のあたりでくっつける

3 5回行ったら、反対側も同様に行う。これを1セットとし、3セット行う

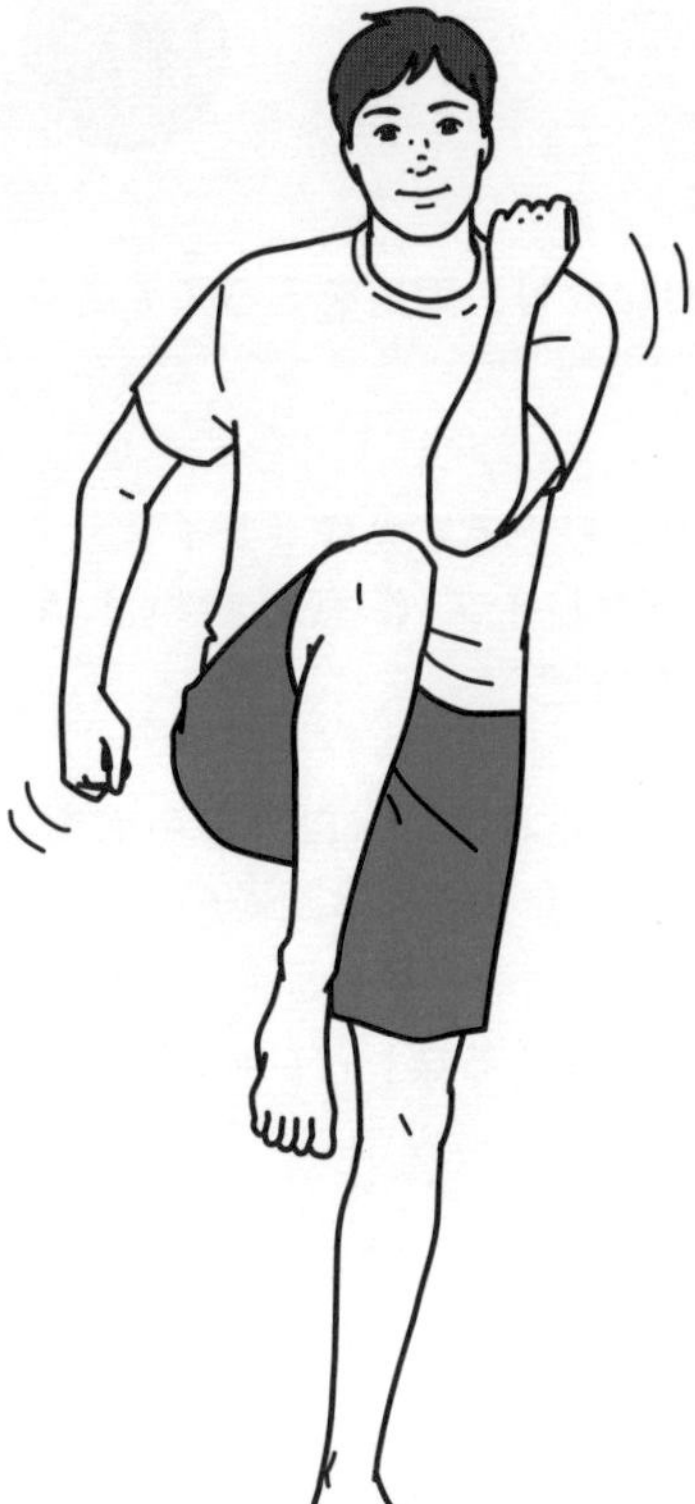

POINT

- ヒジを下げるよりもヒザを高く上げるように意識する
- 寝た姿勢でも実行できる
- ヒジとヒザがしっかりくっつくと効果が大きい
- 慣れると簡単にできる
- 脇腹の脂肪減少に効く

レター・レッグレイズ（文字書きレッグレイズ）

中級

1 床に仰向けになり、両足をそろえて高く上げる

2 左右にゆっくり下ろす動作（ツイスティング・レッグレイズ〈P108参照〉）を左右3回ずつ行う

3 両足をそろえた状態で、自分の名前を、ひらがなで空中に大きく3回書く

4 同様に「ころなくるな」とひらがなで3回書く

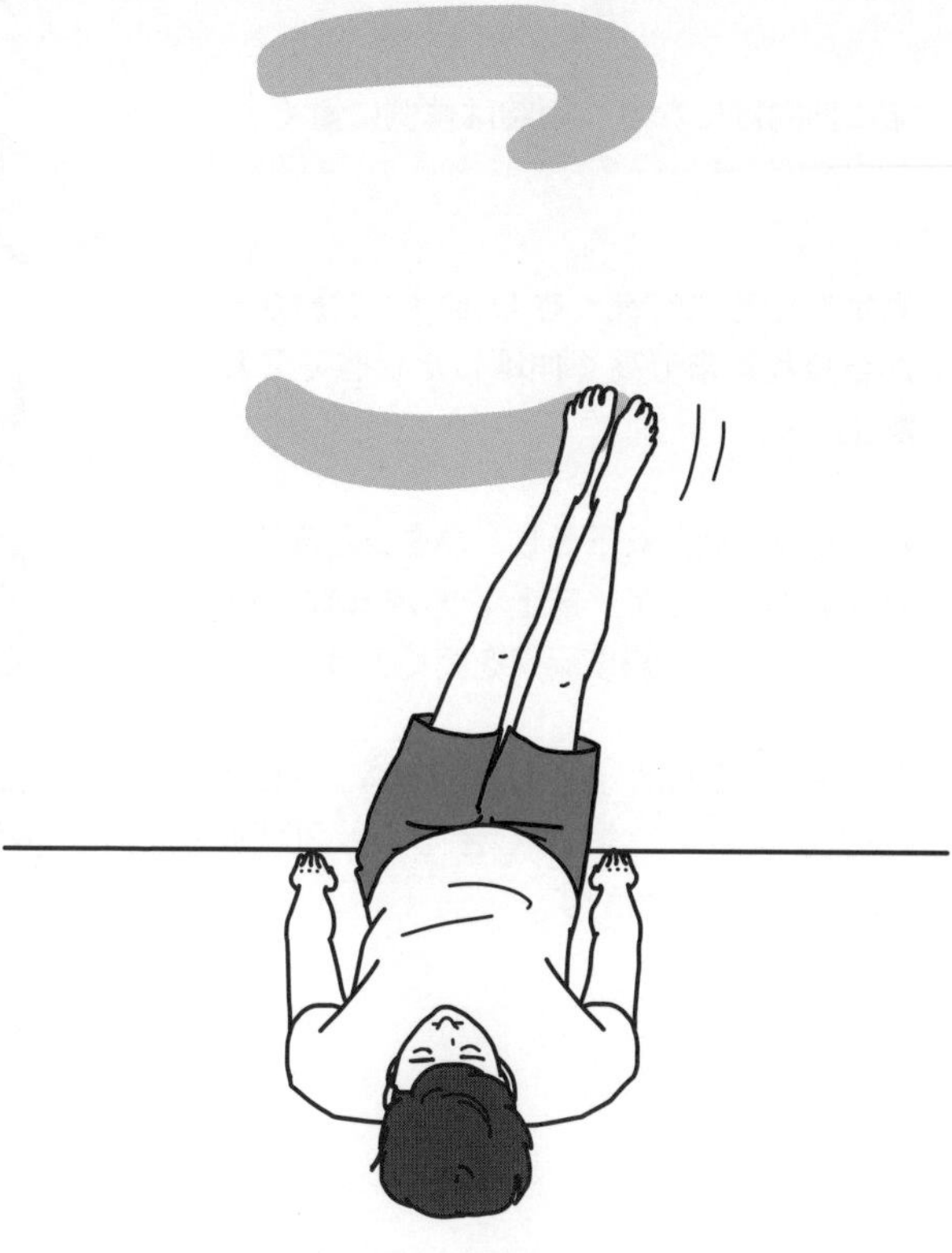

POINT

- 空中にできるだけ大きい文字を書くようにする。大きく書くほど、広い範囲の脂肪減少に有効
- 両手を頭の後ろで組んで、上体を起こして行うと効果が大きい

ヒップレイズ・レッグレイズ（お尻上げレッグレイズ）

中級

1 床に仰向けになり、両腕は体側に置く

2 両足をそろえて高く振り上げ、お尻が床から離れるまで高く伸ばした状態で２秒静止

3 ゆっくりと両足を下ろし、バタンと床につけないようにして、床上１センチほどのギリギリで止め、再度両足を高く上げる

4 ２～３を１０回ゆっくり繰り返す。１０回×３セットで、慣れてきたら、２０回、３０回と回数を増やす

1.

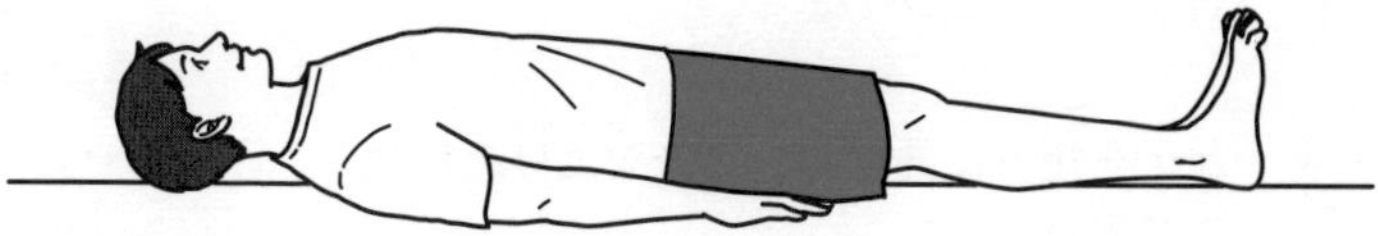

2. 3.

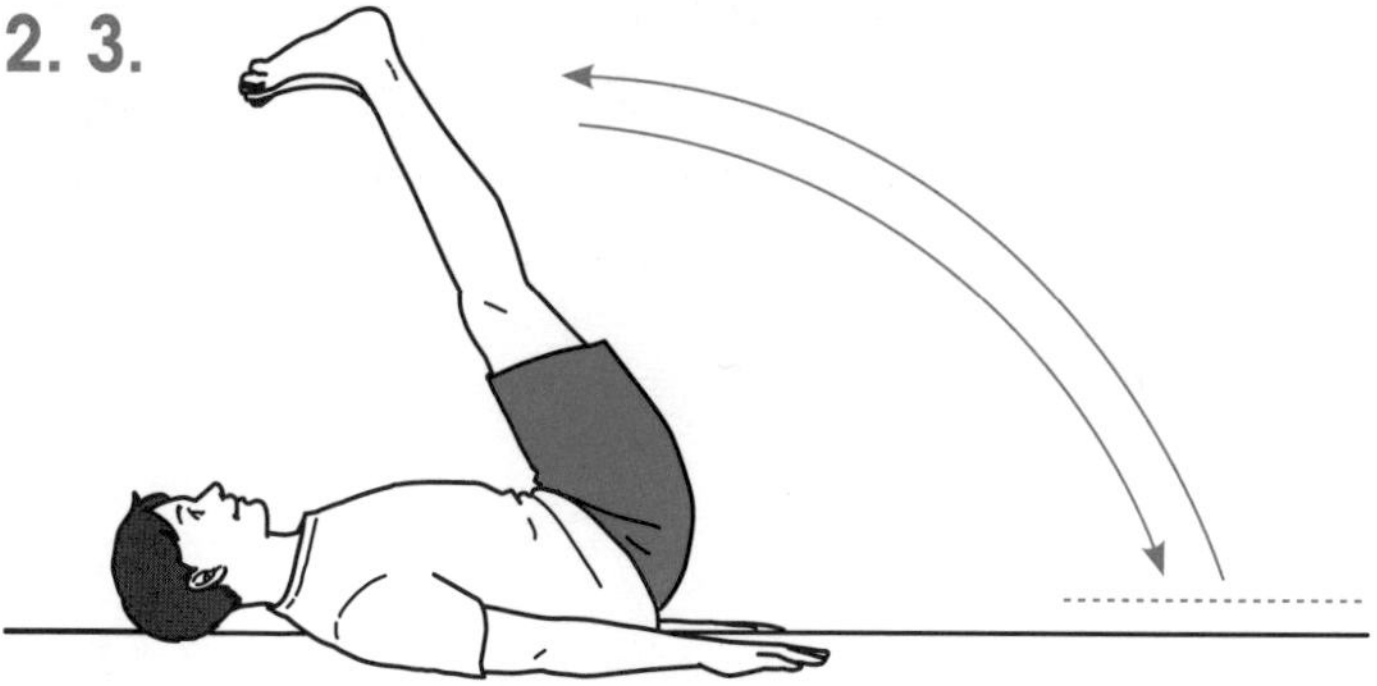

POINT

- 大きな円を描くイメージで両足を高く振り上げる
- 背中を丸め、両ヒザが両上腕に近づくように行う
- きついが効果が大きく、上体を上げながら行うとさらに効果が高まる

プランク・レッグレイズ（フロント&バックキック）

中級

1 腕立て伏せの姿勢から、左足をゆっくり曲げて胸に近づける

2 左足を後方に伸ばし、足先を上げた状態で３秒静止

3 伸ばした状態から、左足を再度胸に近づけ１に戻る。この動作を左足で連続５回行い、右足でも同様に５回行う。これを１セットとし、３セット行う

1.

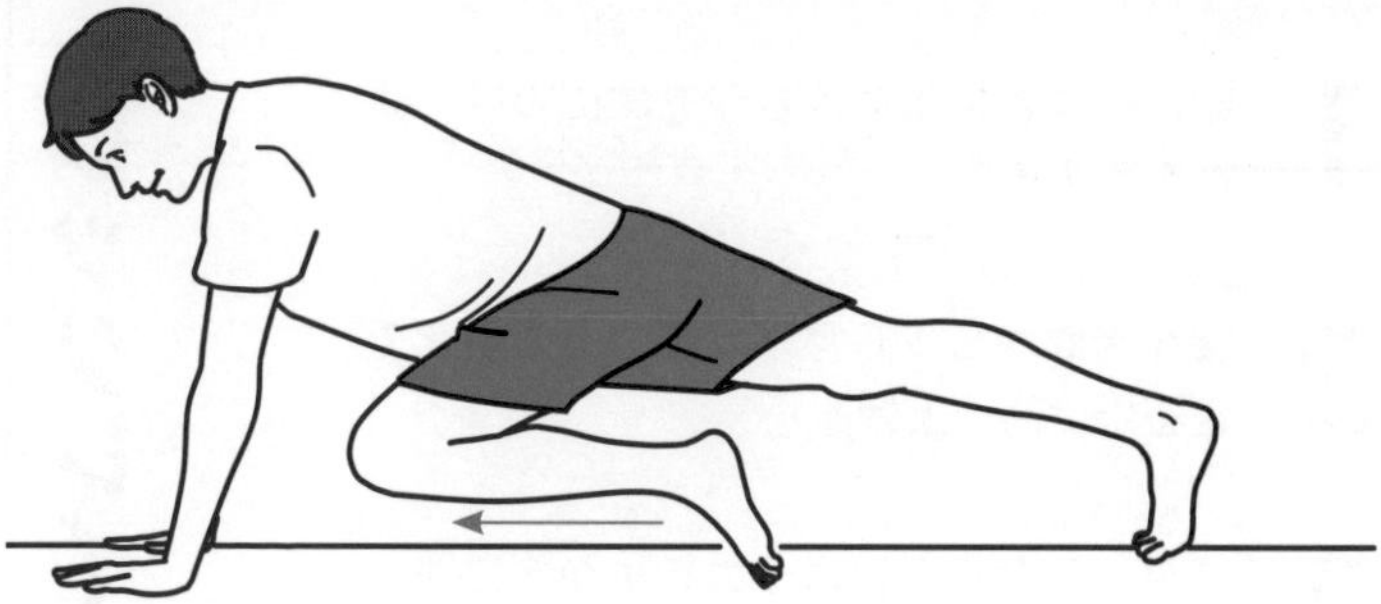

2.

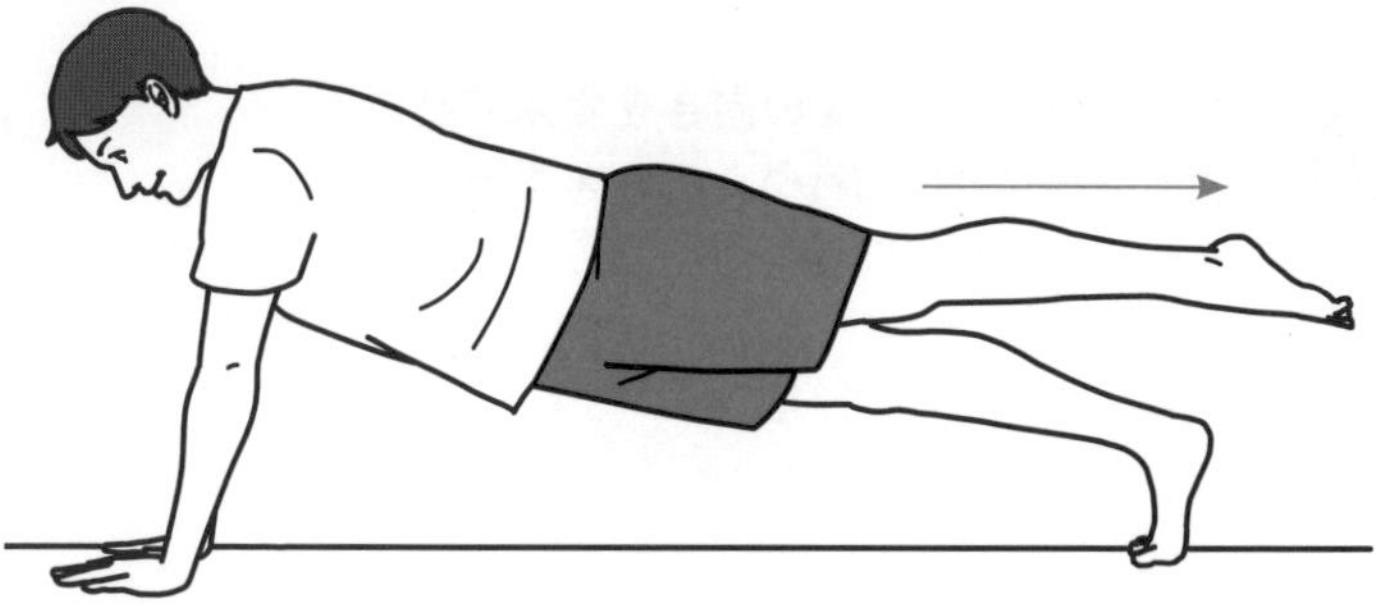

POINT

- ヒザが脇腹につくように曲げる
- 伸ばすときはヒザがピンと伸びるように行う
- 胃腸の動きが活性化する

サイド・レッグレイズ

中級

1 床に横向きに寝て片ヒジを床につけ、体重を支える

2 腰を床面から少し浮かせて、上の足をできるだけ高く上げる

3 バタンとならないよう力を抜かずにゆっくり下ろし、もう片方の足につかないギリギリのところで止め、再度足を上げる

4 10回行い、カラダの向きを変えて反対側も同様に10回行う。これを1セットとし、3セット行う

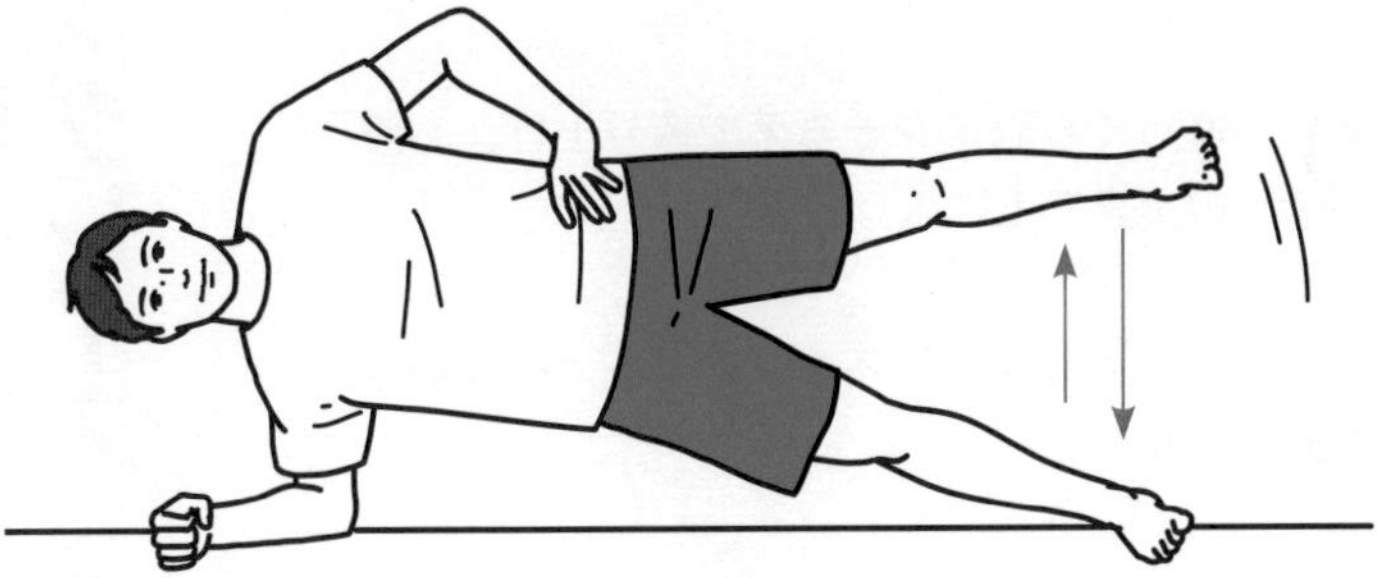

POINT

- 脇腹の脂肪減少に最適だが、最初は腰を浮かせないで行っても良い
- 慣れたら上げた足先と脇腹が一直線になるように行うのが理想的。なお、腰は高く上げすぎても良くない
- 立った姿勢でも行えるが、腹筋でカラダを支える力が少なくて効果がやや小さい

ウルトラ・レッグレイズ（はみ出しレッグレイズ）

上級

1 安定した台や机に上半身だけ仰向けで乗せる。腰から下は空中に浮いた状態にし、両手を頭の上で固定してカラダが下がってこないようにする

2 ゆっくり両足をそろえて振り上げ、お腹の上まで上げる

3 ゆっくり足を下ろす。これを10回繰り返す

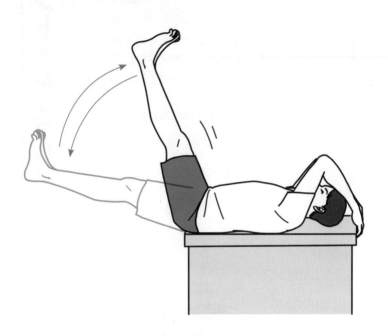

POINT

- かなりきついので無理はしない
- 慣れたらこの姿勢でツイスティング・レッグレイズ（P108参照）を行う
- 腸全体がゆさぶられ、腹筋が強くなる

フロント・レッグレイズ

上級

1 イスに座り、左右の座面端を両手でつかんでカラダを支えながら、両足を前に伸ばしてカラダを浮かせる

2 浮かせた状態で、上体と足が直角になるようにして5秒静止

3 ゆっくりとカラダと足を下ろす。3回繰り返す

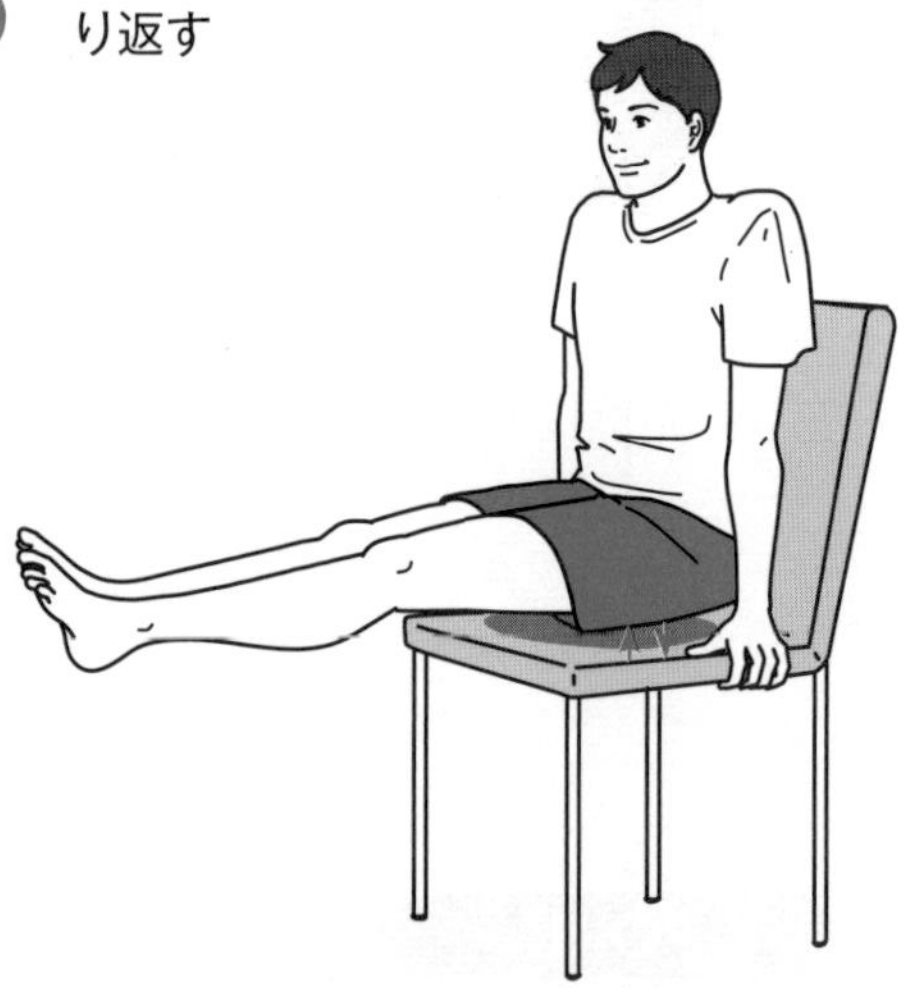

POINT

- なるべく高い位置で静止できるようにする
- 下腹部のほか腹筋全体が強くなり、胆力がつく

フロント・レッグレイズ2

上級

1 同じ高さの机2つの間にカラダをおき、両腕で体重を支え、両足をそろえて前方に伸ばし、3秒静止

2 ゆっくり下ろすが、床に足をつけないようにし、再び両足を前に伸ばす。これを10回繰り返す

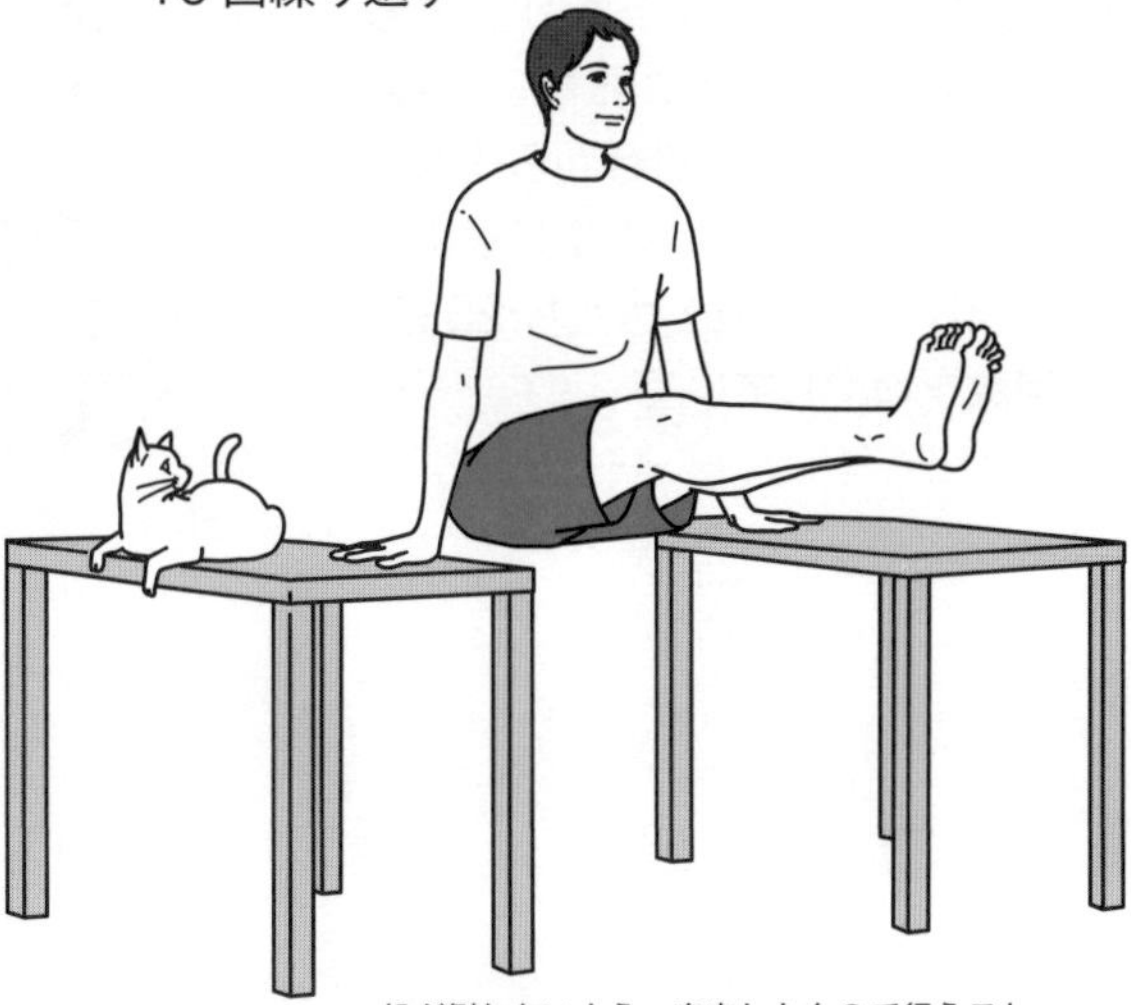

机が倒れないよう、安定したもので行うこと。

POINT

- フロント・レッグレイズの上級者版
- 体操選手が平行棒を使って行う感じでがんばる
- これができたら自分に自信がつく

インクライン・レッグレイズ

上級

1 ジムなどの斜めにした腹筋台に仰向けになり、両手を頭の上で固定する

2 両足をそろえて高く振り上げる

3 お腹の上まで上げたらゆっくりと下ろす。このとき、バタンとならないよう、力を抜かずに下ろし、腹筋台から1センチほどのギリギリで止め、再度足を上げる。10回繰り返し、慣れてきたら20回、30回と回数を増やしていく

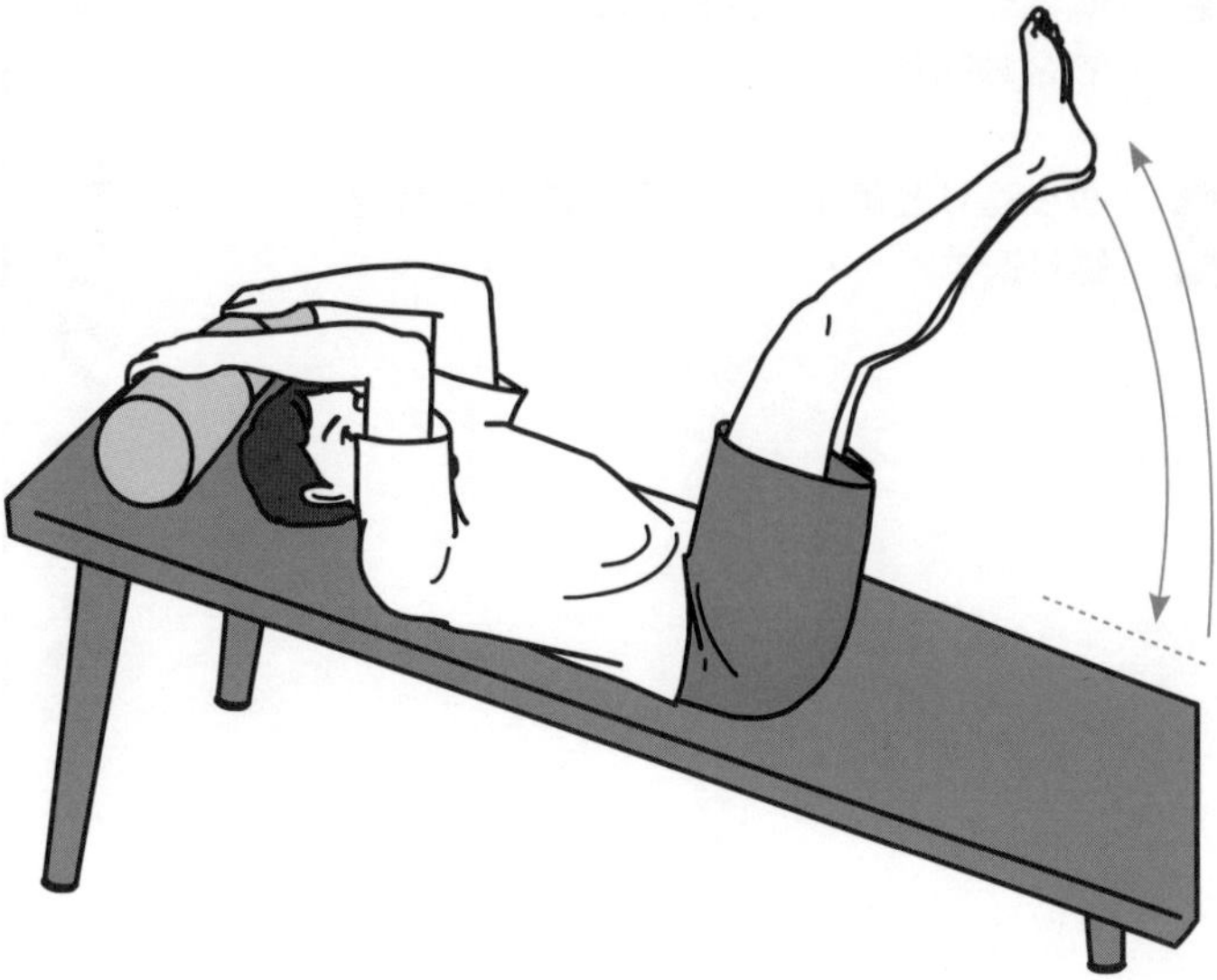

POINT

- 慣れたら腹筋台の傾斜をだんだん急にする
- 慣れてきたら、この体勢でヒップレイズ・レッグレイズ（P116参照）を行う
- 強度の高い運動なので、インナーマッスルまで鍛えられる

ハンギング・レッグレイズ

上級

1 鉄棒などにぶら下がり、両足をそろえて、ゆっくり上半身と直角になるように上げて３秒静止

2 ゆっくりと両足を下ろす。これを 10 回繰り返す

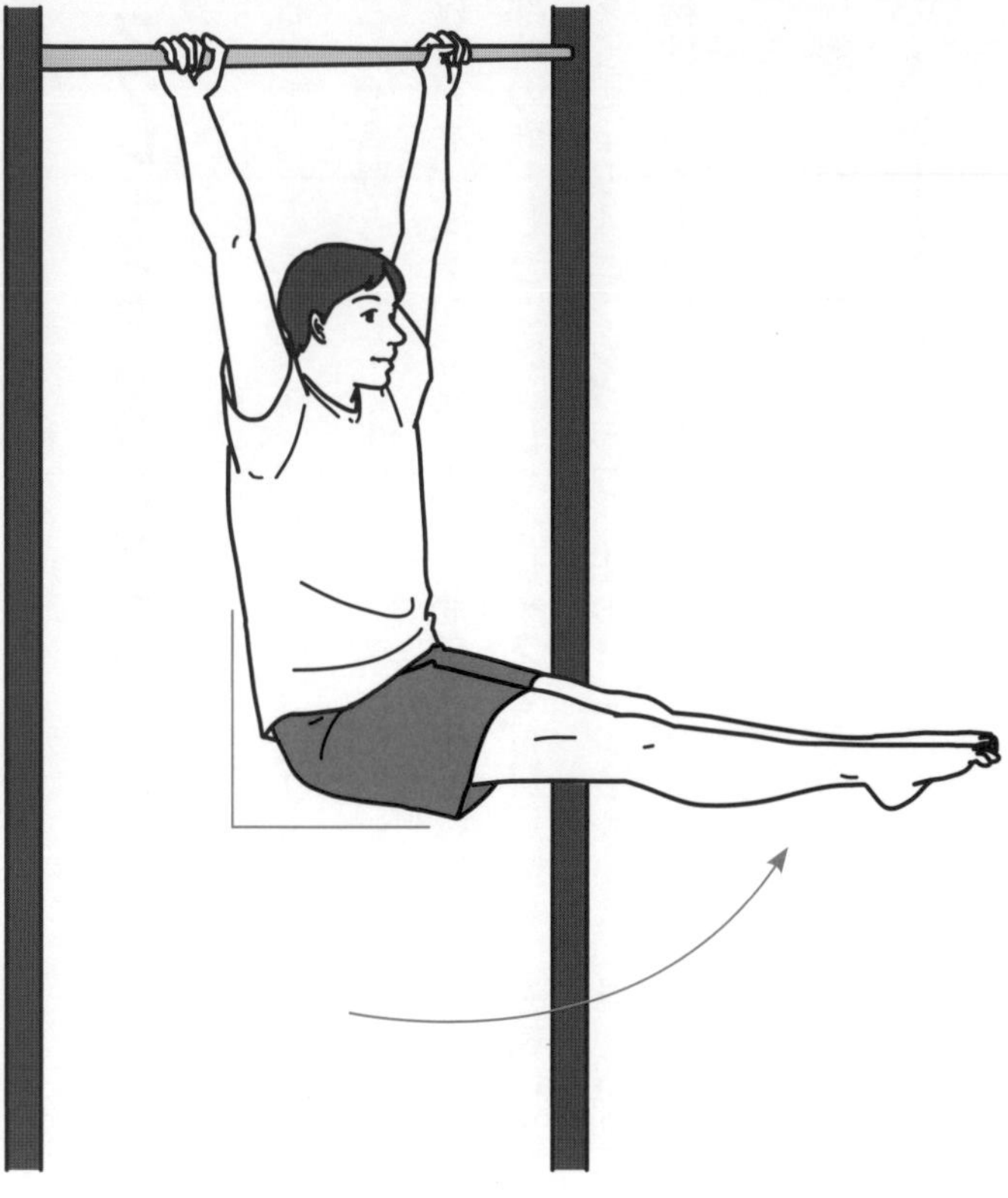

POINT

- 両手はやや広めにして持つと良い
- 下腹部を中心に腹筋を強くする効果が高い

レッグレイズ中心のお勧めルーティンワーク

筋肉を大きくするには、筋トレを毎日行うよりも、48時間の回復期間をとることが有効とされています。

けれども、腸活をしたい人や、腹部を中心に脂肪を減らしたい人は、ほかの部位の筋トレと違い、レッグレイズを毎日反復しても構いません。

多くのトレーニングクラブ、トレーニングジムでは腹筋運動を毎日30分以上続けている人が珍しくありません。

一般の人なら、忙しい日常の中で夕食前の10分か、夜の入浴前の10分などのちょっとした合間に、レッグレイズを実行するのを習慣にすれば良いのです。

私が毎日実行している、レッグレイズ中心のルーティンワークをご紹介しましょう（P132参照）。

実行できた日は、カレンダーや手帳に○印をつけると、励みになります。

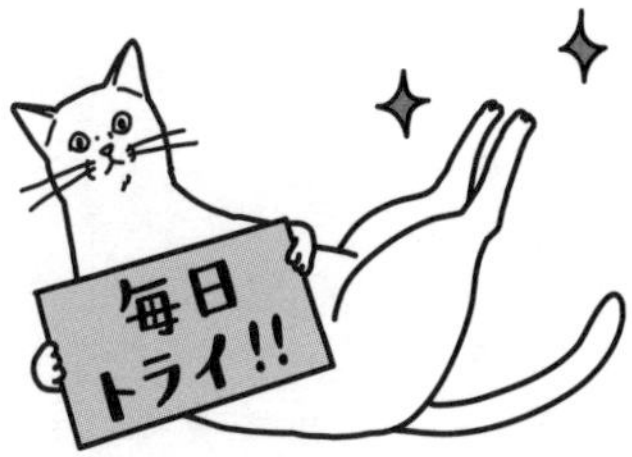

1. 両腕振り（前後）

まっすぐに立ち、両腕をそろえて前後に振る。前方は肩の高さまで、後方は背中の肩甲骨をしっかりくっつける感じでゆっくり振る。前後往復を1回とし、30回繰り返す

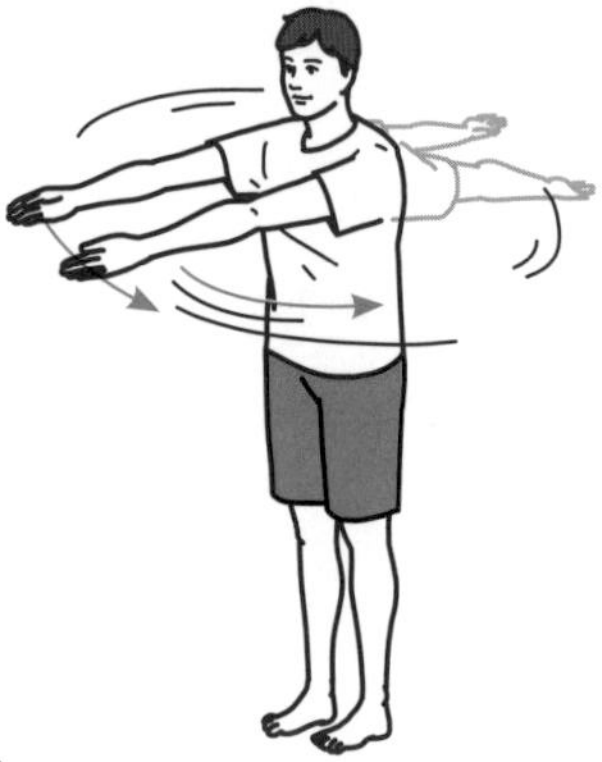

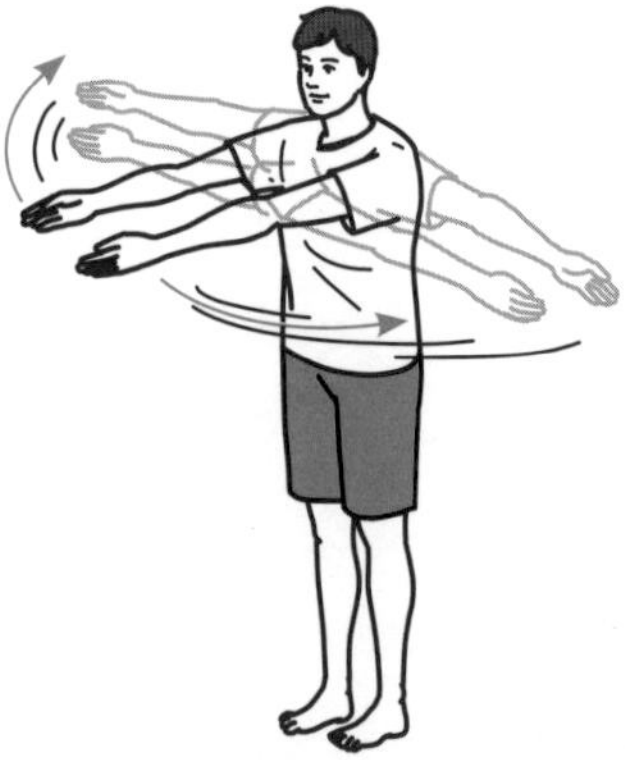

両腕振り（前後・左右）を行うと、肩こり解消や姿勢の改善につながり、レッグレイズを行う準備運動にぴったり。

2. 両腕振り（左右）

両腕を前に肩の高さまで上げたまま、左右に大きく動かす。カラダは動かさず、両腕を伸ばしてしっかり左右に曲げる。左右往復を1回とし、15回ゆっくり繰り返す

1から**4**を1セットとして連続3セット行う。ちょうど10分程度でできる。

3. スクワット 〈P94〉

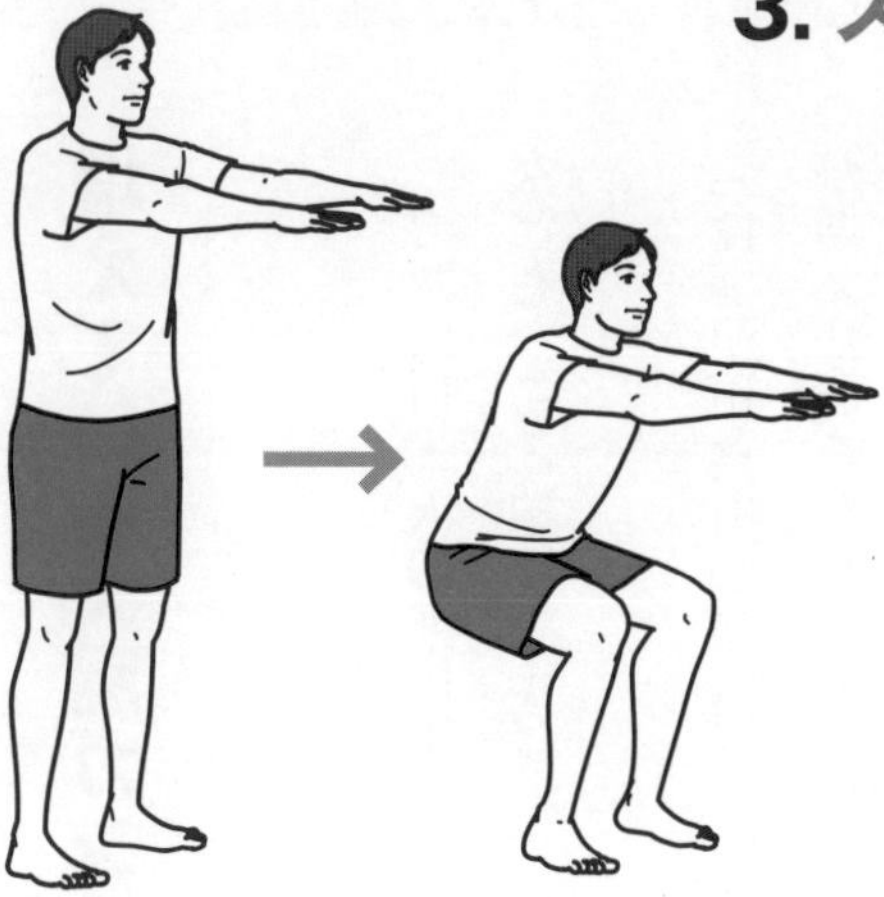

両腕は床と水平にして前に伸ばし、足は肩幅に広げて立ち、太モモが床と平行になるまで腰を落とす。ヒザがつま先より前に出ないようにする。
最初は10回続けて行うが、慣れるにつれ、20回、30回まで連続して行う

4. 基本のレッグレイズ 〈P104〉

❶床に仰向けになって両足をそろえ、高く振り上げる
❷お腹の中心の高さまで上がったら、2秒静止
❸ゆっくりと両足を下ろし、バタンと床につけないようにして、床上1センチほどのギリギリで止め、再度両足を高く上げる
❹❷～❸を10回ゆっくり繰り返す。10回×3セットで、慣れてきたら、20回、30回と回数を増やす

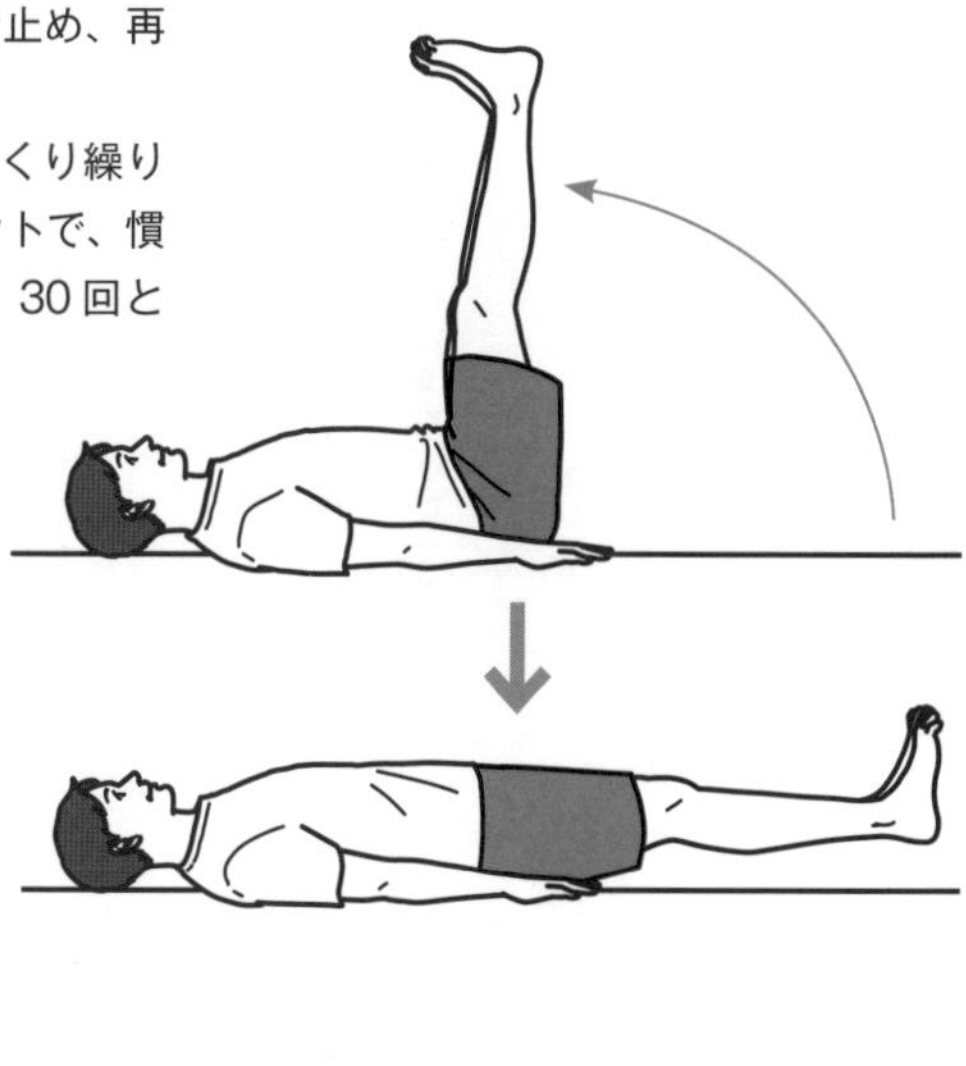

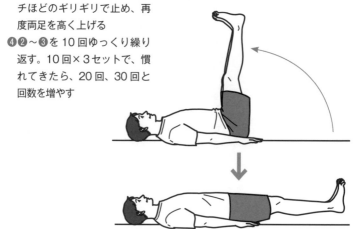

増えている大腸ガンの原因は？

ガンは日本人の死因第1位であり、ガンの部位別に見ると、**大腸ガンは男女とも、ここ数年1～3位**の上位に入っています。

「食事が和食中心から洋食中心に変わり、動物性の脂肪やタンパク質の摂取が増えているため」と説明されています。それ以上の問題は「**便秘する人の多さ**」ではないかと私は考えています。

腸の出口、直腸で便が長時間滞留すると、悪玉大腸菌が数を増やし支配力を高めます。

タンパク質を分解したとき生じるニトロソアミン、フェノール化合物、インドール、脂肪が分解してできる二次胆汁酸など、強力な発ガン物質が増えます。

実際に重い便秘症患者が、時間と共に大腸ガンになってしまった例が少なくないといいます。

便秘はガンだけでなく、動脈硬化、高血圧、腎盂腎炎《じんうじんえん》、膀胱炎、痔、頭痛、**肌荒れ、口臭、体臭など、さまざまな体調不良を引き起こします。**

なお、大腸ガンは早期発見、早期治療ができるガンです。内視鏡検査を受けつつ、発見されたポリープ（ガンに変わる可能性がある腫瘤）は除去しておくことがお勧めです。

第5章

いろいろな腹筋運動と筋トレ効果

腸の活動を強める腹筋運動

毎日の排便は腸の内容物、腸内細菌を主とする便を定期的に押し出す作業ですが、腹筋の力が弱いと十分な空気圧（腹圧）をかけられません。

便秘のときに苦しいのは腹圧不足です。お腹にしっかり力をかけられる腹筋力を高めましょう。

また、胃下垂と同時に小腸や大腸までが下垂してしまい、大腸の蠕動運動がスムーズにいかない人もいます。弛緩性便秘といわれます。腹筋運動で腸を正常な位置まで引き上げることが大切です。

多すぎる体脂肪は有害

心臓、肝臓、肺などの内臓が、鳥かごのように胸郭でしっかり内部を守られているのと違い、大切な腸は守ってくれる骨が何もありません。代わりに**筋肉と脂肪が外側から保護**しています。

ボクサーなどスポーツ選手の腹筋が、段々が現れるほど鍛えられているのは、強度を高めて内部への衝撃を弱めるためでもあります。

平たい板よりもトタン板のように段々が付いていれば、強い風や物体の飛来に耐えられるように、**人間の腹筋も鍛えれば縦に深い溝と、左右に3段の割れ目（シックスパック）が出てきて、力が強くなります。**

腹筋も筋肉ですから刺激を少しずつ高めれば、大きさと重さを増します（P156参照）。

腹部の脂肪も、衝撃や気温差から内部を守ります。腹の表面、筋肉の上に、なかなか減りにくい皮下脂肪が蓄積します。とくに女性は胎児を守るため、女性ホルモンが脂肪を厚くしやすいのです。

お腹の内部には、無数のひだひだの間に腸間膜があり、ここに蓄積しやすく、落ちやすい内臓脂肪が多く存在します。

とはいえ、**体脂肪は多すぎると有害**になります。

糖尿病をはじめとする生活習慣病になりやすいほか、脂肪が思わぬ妨げになることがあります。

ある事件で、腹部を刃物で刺された人が、ふつうの体形ならば外科手術で患部を縫合できたのに、腹部の脂肪が厚すぎて処置ができず、急死したということがあったといいます。

「脂肪はよく動く部分には付かない」という法則があります。

よく動く手の甲や指、足の甲、スネには脂肪がほとんど付きませんが、あまり動かさない腹部には脂肪が蓄積しやすいのです。

意識して腹筋を動かして脂肪を適切なレベルに保つことが健康上、重要なテーマになります。

本章では、トレーニングクラブやトレーニングジムでよく実行されている腹筋種目を示します。

苦しくつらそうに見えますが、実行すれば効果が確実に現れ、カラダが変化します。自分に**自信が持てトレーニングすることが楽しくなる**でしょう。

筋トレと新型コロナウイルスへの免疫力の関係

「カラダを活発に動かしている野球選手、サッカー選手、ラグビー選手、力士などにもコロナにかかった人がいるではないか？」
「スポーツ選手は人一倍、筋トレや腹筋運動を熱心に行っているはずではないか？」

と、疑問に思う人がいるでしょう。

ウイルスを多く吐き出している人と接触すれば、吸い込むウイルス量が多すぎて自分の免疫力、抵抗力をオーバーしてしまいます。

対戦相手と接触することはスポーツ選手の宿命であると共に、ロッカールームで着替えたり、仲間と飲食したり、合宿したりすることで感染が集団的に広がる危険（クラスターの発生）が増えます。

ですから「腸を動かしていればウイルスに感染しない」というわけでは決してありません。

ただ、これらスポーツ選手の場合、報道で知る限りでは無症状であったり、感染しても回復が早かったりで、重症化する例はほとんどありません。

重症化し、死の直前だった野球解説者、梨田昌孝さん（当時66歳）が奇跡的に生還できたニュースがありました（2020年9月6日朝日新聞など）。

若いときからの鍛錬で基礎体力があったから、奇跡的に回復できたそうです。

これは、素晴らしい事実ではありませんか？

28歳でコロナで死亡した力士（勝武士、山梨県出身）は、以前から若年性糖尿病患者で治療を続けていたそうです。

過剰な体脂肪も影響が大きかったのでしょう。勝つために過剰な体脂肪を必要とする相撲は因果なスポーツというほかありません。

レッグレイズ以外の腹筋運動

レッグレイズは腹筋を鍛えるには適した筋トレですが、ほかにもさまざまな腹筋運動があります。

なかでも、ぜひ腸活に活かしてほしい筋トレメニューを、ここからいくつか紹介しましょう。

誰でもすぐに始められる初級種目、やや慣れてきたら実行できる中級種目、本格的に鍛えたい人に適した上級種目に分類して、順番に紹介しています。

初級

シットアップ（上体起こし）

もっとも有名な腹筋種目の一つ。

1 床に仰向けになり、両ヒザを曲げる。両足で机の足などをつかんで固定できればなお良い（P147 参照）

2 頭の後ろで両手を組んで、上体を起こして２秒静止

3 床にバタンと倒れないよう、腹筋に力を入れてゆっくり下ろし、床上１センチほどのギリギリで止める。10回を１セットとして３セット行う。慣れてきたら、20 回、30 回と回数を増やす

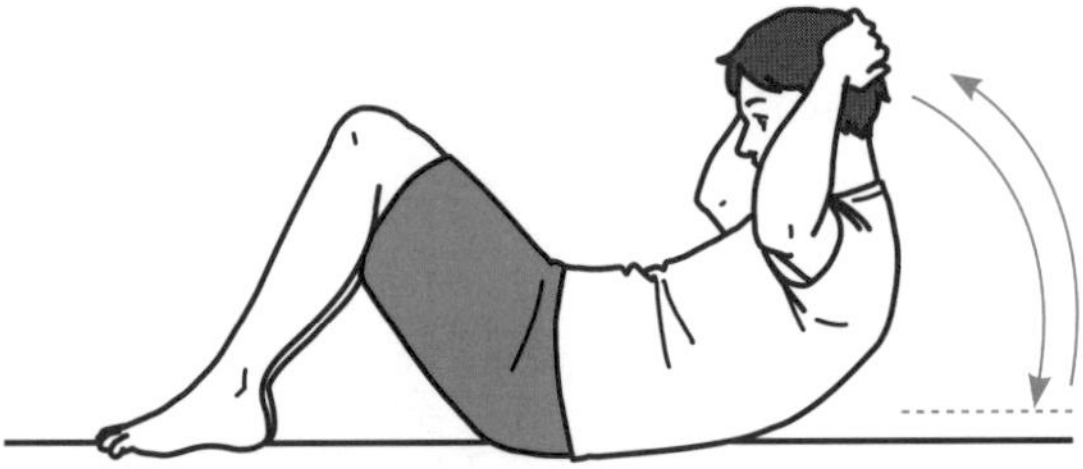

POINT

- シットアップは、下半身を動かし下腹部を鍛えるレッグレイズと逆で、上半身を起こすことで上腹部の腹筋を鍛えるトレーニング。鍛える部位は異なるが、同様に腸を活性化する効果がある
- ヒザを伸ばして行うと腰を痛めやすいので注意

初級

ツイスティング・シットアップ

カラダを左右に捻りながらシットアップする方法。

1 床に仰向けになり、両ヒザを曲げる。両足で机の足などをつかんで固定できればなお良い

2 左側に顔を向け、上体を左に捻りながら起こす。起こしたら２秒静止。捻ったほうにしっかり向いていることを意識する

3 床にバタンと倒れないよう、腹筋に力を入れてゆっくりと元に戻り、床上１センチほどのギリギリで止める。５回繰り返し、反対側も同様に５回行う。これを１セットとし、３セット行う

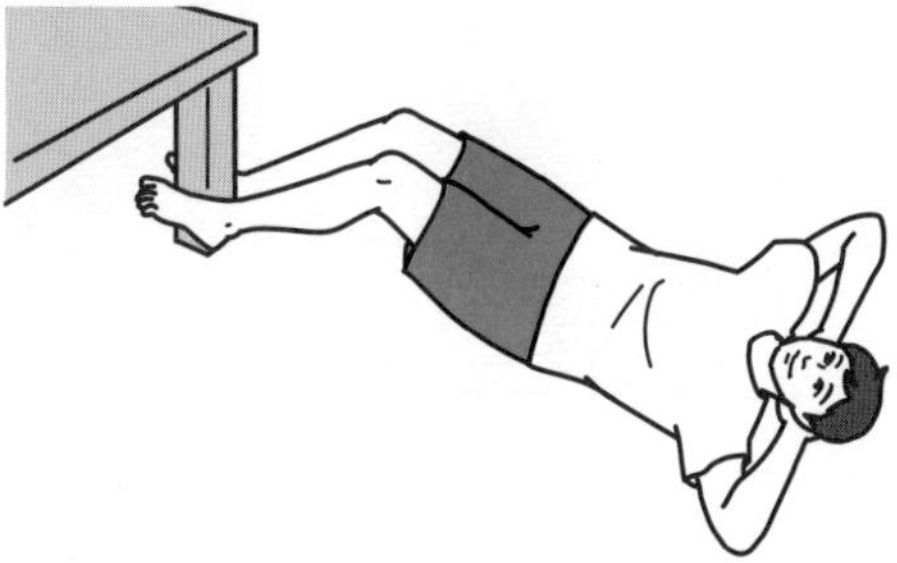

1.

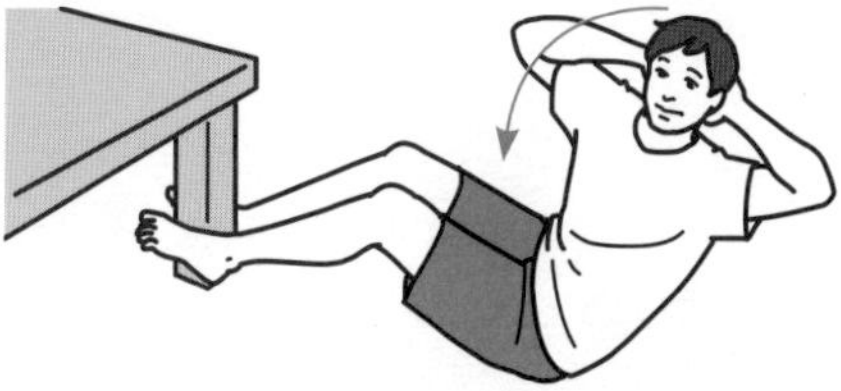

2.

POINT

● 脇腹の脂肪減少に有効

初級

ハイパー・エクステンション

1 床にうつ伏せになり、両手と両足を伸ばす

2 手と足を同時に上げて５秒静止。これを３回繰り返す

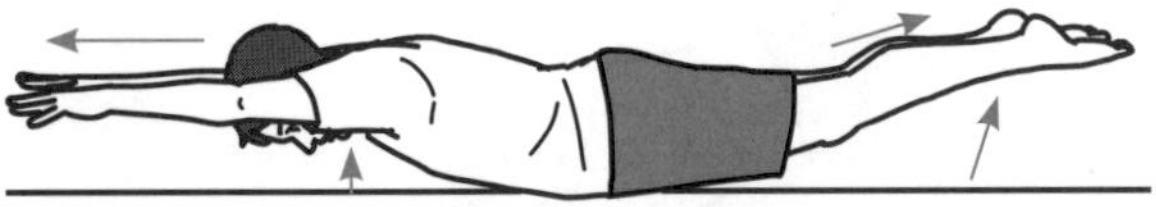

POINT

- 水平に一直線に伸ばす感じで行う
- もともと背筋を鍛えるトレーニングで、腸を伸ばしながら姿勢の改善やたるみ解消に役立つ

中級

Vシット

上体と両足を同時に上げて、シットアップを行う方法。

1 床に仰向けになる

2 両腕と両足を伸ばした状態で腹筋に力を入れ、体をＶ字にし５秒静止

3 ゆっくりと元に戻す。10回繰り返す

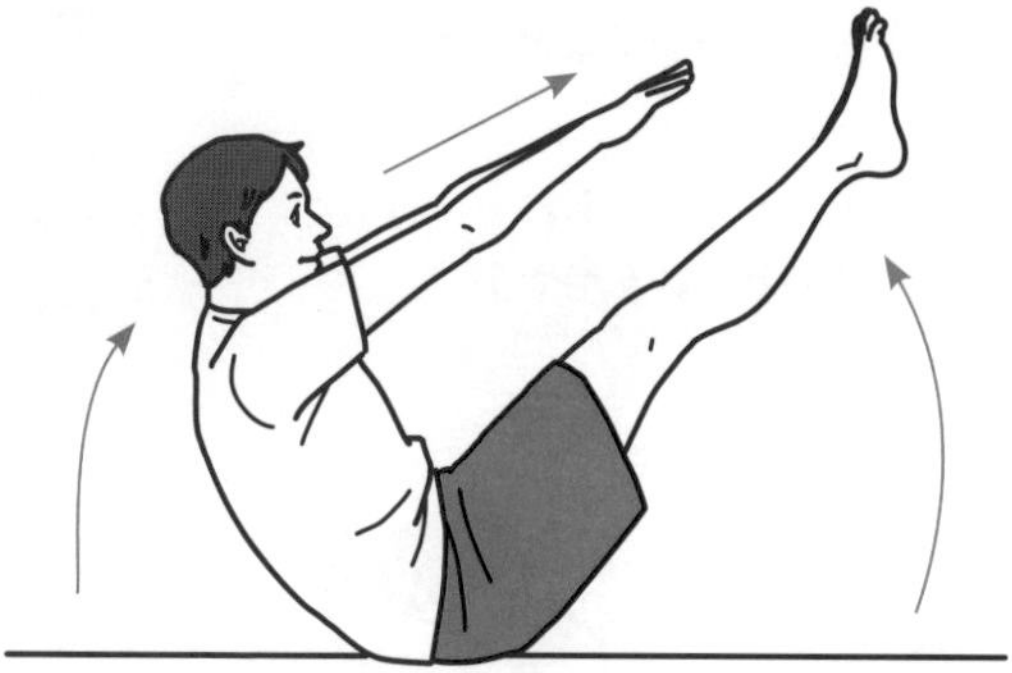

POINT

- 手と足を使うため、腹部に総合的に効果があり、インナーマッスルも鍛えられる
- 両腕と両足が平行になると効果が上がる

中級

ダンベル・シットアップ

頭の後ろにダンベルやプレートを持ってシットアップを行う。最初は軽い重量でスタートし、慣れるにつれ少しずつ重量を増やす。続けると、腹部にはっきり段々が見えるようになる。

1 床に仰向けになり、両ヒザを曲げる。両足で机の足などをつかんで固定できればなお良い（P147 参照）

2 頭の後ろでダンベルなどの重りを持って、上体を起こし 2 秒静止

3 床にバタンと倒れないよう、腹筋に力を入れてゆっくり下ろし、床上 1 センチほどのギリギリで止める

4 10 回を 1 セットとして 3 セット行う。慣れてきたら、20 回、30 回と回数を増やす

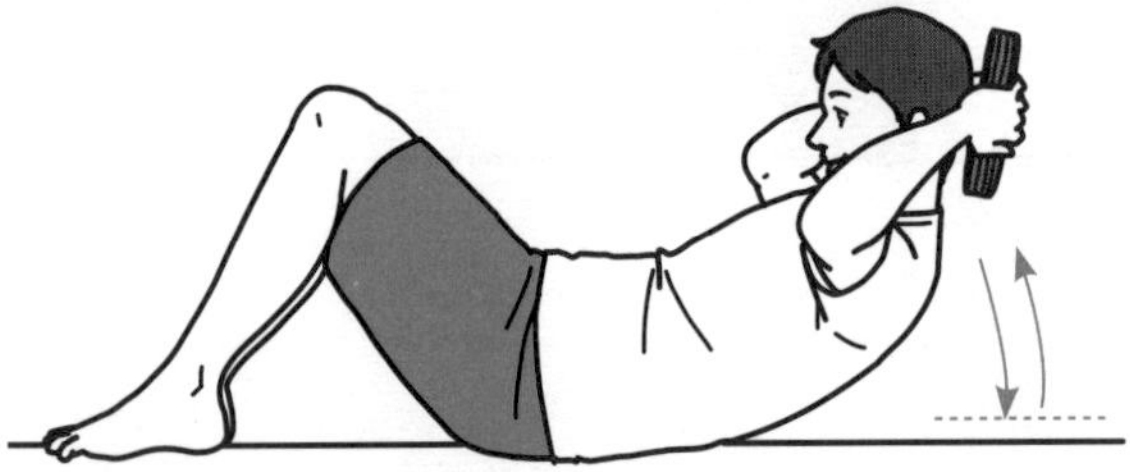

POINT

● シックスパックを作るのに最適

中級

ダンベル・サイド・ベンド（カラダの横曲げ）

片手に重いダンベルを持ち、持っている側に上体をゆっくり曲げる運動。脇腹を引き締めるのに最適。

1 右手に1～10キロのダンベルを持ち、まっすぐ立つ（ダンベルはペットボトルなどでも代用可。重量は調整を）

2 ゆっくりと右側に上体を曲げる。持たない左側の腹部をしっかり伸ばして3秒静止

3 10回行い、反対側も同様に10回行う。これを1セットとし、3セット行う。慣れてきたら、回数を増やすか負荷を上げる

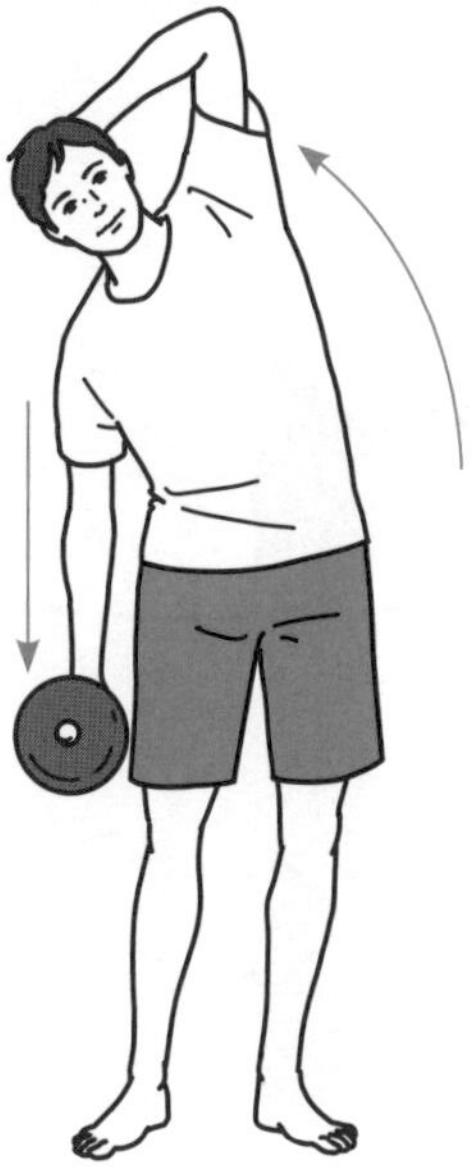

POINT

- ダンベルと反対側の脇腹をしっかり伸ばす

足上げクランチ

ベンチ台などの低めの台やソファなどに両足を乗せ、足を高くして上体を起こす。

1 高さ 30 ～ 40 センチくらいのスツールやソファにふくらはぎをのせて仰向けになる

2 頭の後ろで両手を組み、上体を起こしてヒザの高さまで上げたら 3 秒静止

3 バタンと倒れないよう、腹筋に力を入れてゆっくり下ろし、床上 1 センチほどのギリギリで止める

4 10 回を 1 セットとして 3 セット行う

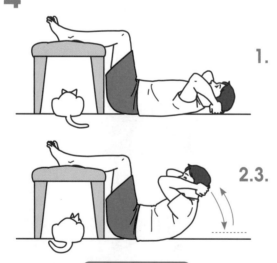

1.

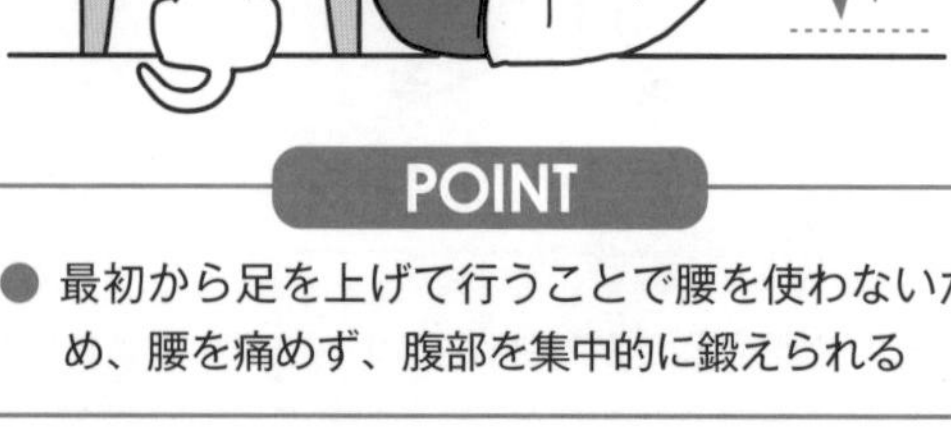

2.3.

POINT

- 最初から足を上げて行うことで腰を使わないため、腰を痛めず、腹部を集中的に鍛えられる

中級

インクライン・シットアップ

ジムなどの腹筋台を斜めにし、逆さになった姿勢でシットアップをする方法。

1 腹筋台に仰向けになり、足を高い位置に固定

2 頭の後ろで両手を組み、直角になるまで上体を起こして３秒静止

3 バタンと倒れないよう、腹筋に力を入れてゆっくり戻り、台から１センチほどのギリギリで止める

4 10回を１セットとして３セット行う。慣れてきたら、台の傾斜を急にして20回、30回と回数を増やす

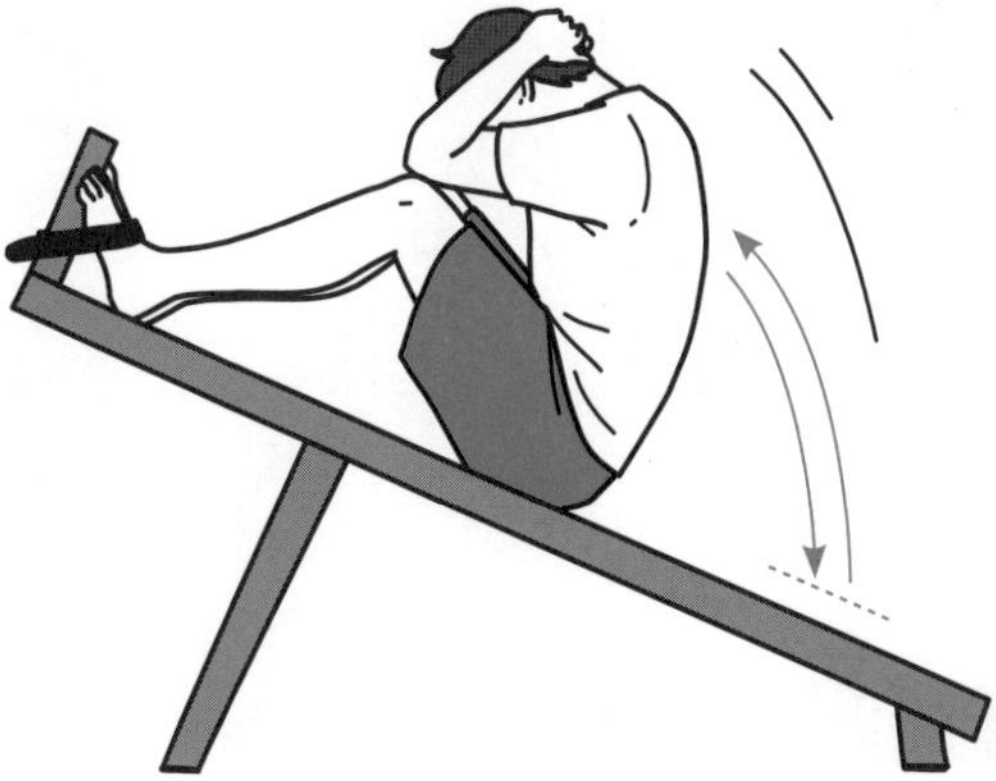

POINT

● 本格的に鍛えたい人にぜひお勧め。腹筋が割れてシックスパックになる

上級

足上げプッシュアップ（腕立て伏せ）

両足をやや高い台に乗せて行う腕立て伏せ。腹部を引き締めながら行うことで、腹筋を強化しつつ、胸や腕の筋肉も鍛えられる。肩に重いものを付けて行うと効果が高まる。

1 高さ30～40センチくらいの机や本棚に両足をかけて腕立て伏せの姿勢になる。手の幅を肩幅よりやや広めにする

2 腹筋に力を込めながら、ゆっくりと腕を曲げて上体を下ろして3秒静止。胸や肩よりも腹筋を強く意識する

3 10回行い、慣れてきたら20回、30回と回数を増やす

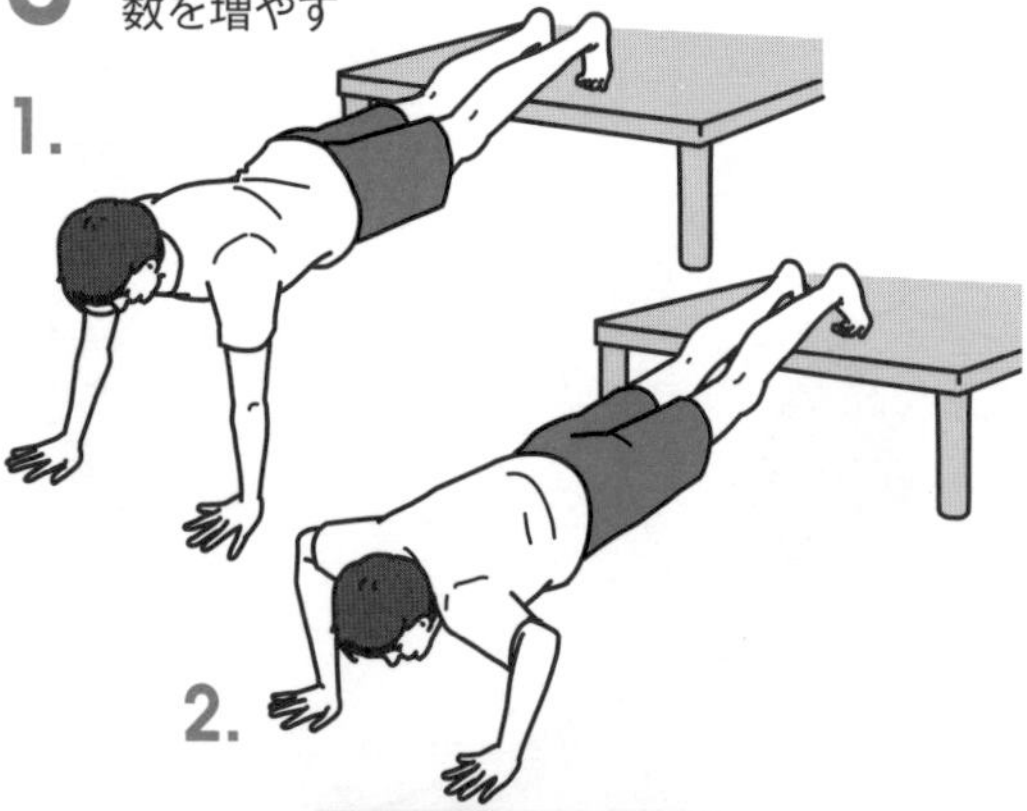

POINT

- 背中に重いリュックや小さな子どもを乗せて行うと効果が上がる
- 足を上げて行うことで、自重が腕と胸にダイレクトに効いて効果が高まる

自分のお腹を見て努力しよう

脂肪が多いと見えませんが、誰の腹部にも縦に割れた溝（白線）と横に3つの段々を作る筋（腱画《けんかく》）があります。

左右には内腹斜筋、外腹斜筋などが折り重なっています。

体脂肪のパーセントによってP157のイラストのような違いとして観察できるのです。

体脂肪率は一般的には15〜20パーセント（女性の場合は20〜29パーセント）に維持することが大切です。脂肪を除く目的で、負荷が少ない腹筋運動をするなら毎日実行して構いません。回数も1千回以上連続する熱心な人が多くいます。

なお、腹筋の大きい段々を作りたいなら、筋肉のほかの部分と同様に、以下のような努力と工夫が必要です。

筋肉に徐々に大きい負荷をかけること、1セットの回数は10回までにすること、休養日を設けて、筋トレで壊れた筋肉を修復する時間をとり、元の大きさ以上にすること、栄養としてタンパク質などをしっかりとることなどです。**この場合は週に1～2回が適当**です。腹筋が痛くてそれ以上はできません。

体脂肪率と腹筋

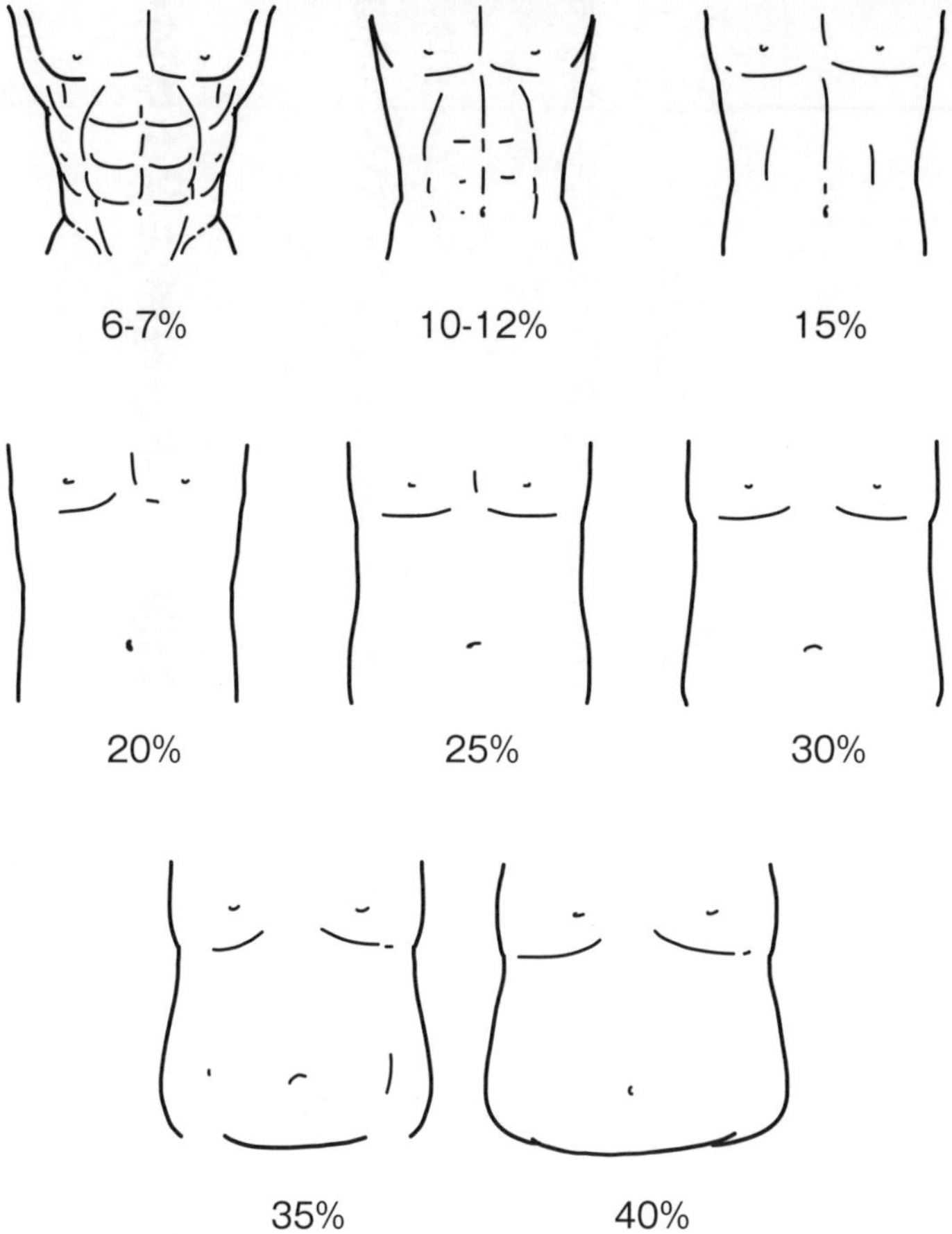

小学生から90代までの筋トレ効果

腹筋以外にも、胸の筋肉をメインに上半身全体を鍛えるベンチプレス、足の筋肉をメインに下半身全体を鍛えるスクワットなど、筋力トレーニングの種目は数多くあります。

筋トレは、小学生でも90代のお年寄りでも行えるものです。そこで、ここからは、筋トレを実行すれば、どんなに良いことがあるかを述べておきます。

筋トレの効用①　基礎体力が確実につく

今から約70年前（昭和30年、1955年ごろ）にアメリカからバーベル、ダンベルなどを使用するウエイトトレーニングが導入されたとき、「筋肉を鍛えることは健康に良くない」と多くの医師が反対しました。「運動能力向上に役立たない」「他人に誇る筋肉なんて」「成長期の子供にはマイナス」と否定する人も多くいました。

今では有名選手たちが当然のように、筋トレを基礎体力養成のために一生懸命がんばっています。

小学生の野球クラブやサッカー教室でも、「太りすぎはダメ」と先生たちが腹筋運動を指導しています。遊び感覚で子どもたちが楽しんでいます。

プロ野球日本一になった福岡ソフトバンクホークスは「選手たちが熱心に筋トレを実行している」という点でも優れていると思います。ボディビルダーとして有名な高西文利さんが、長年にわたりチーム公認トレーニングアドバイザーとして、選手たちに指導しています。

筋トレの効用②
筋肉が確実に増えて良い体形になってモテる

やっと日本でも、映画や演劇、テレビなどに出演する俳優の方々が筋トレを実行するようになり、スリムでかつ筋肉量がある男性、女性の人気が高まっています。

「格好いいカラダ」とは「スリムであると同時に筋肉がかなり発達したカラ

ダ」ということに変わってきています。

伊藤英明さん、鈴木亮平さん、西島秀俊さん、市原隼人さん、金子賢さん、武田真治さんなどが「筋肉がよく発達している俳優」として人気が高まっているようです。

また、女優やモデルでは田中みな実さん、中村アンさん、泉里香さん、森星《ひかり》さん、大政絢さん、ローラさん、ＳＨＩＨＯさん、榮倉奈々さんなどが筋肉美女として有名になっています。

男性、女性にかかわらず、自宅やジムで努力したり、プライベートレッスンをトレーナーから受けたりして体形が変われば人気がもっと増し、モテるようになります。

筋トレの効用③

体脂肪が減り、病気になりにくい体質になる

筋トレのいいところは良い体形に変わることだけではありません。体脂肪が徐々に減っていき、危険な**糖尿病などを予防**できます。

また、病気になった後でも筋トレで健康状態が回復した人が多くおられます。「手足の先が腐り始めている。末端から順番に切断するほかない」とまでいわれた重症の糖尿病だった人が、スクワットからスタートしてフルマラソン大会に何度も出場できるようになった実例があります。

以前の『健康体力ニュース』（健康体力研究所発行）には、数多くの実例を写真入りで紹介していました。

筋トレの効用④

免疫力が高まり、ウイルスを寄せ付けなくなる

本書発行に当たり、東京都内にある約30のトレーニングクラブにアンケートをとって調査したところ、大手アスレチッククラブは別として、入会者が100名程度のクラブでは2021年1月現在、新型コロナウイルス感染症陽性者はゼロでした。会員が合計3千名いるとすれば6名の陽性者*がいても不思議ではないのにです。

筋トレをする人は第1章で述べたように、筋肉と毛細血管の発達、血流の良さ、体温の高さなどで細菌やウイルスに勝つ防衛力が備わっています。

また、筋肉は動くたびに「マイオカイン」というホルモンを分泌することが知られています。「マイオカイン」が出ることで、全身にある免疫細胞を活性化し、ウイルスに感染しにくい体質になります。

*アンケート調査時（2021年1月）の日本の人口に対する新型コロナ感染症感染者数の割合（0.2パーセント）から算出。

筋力トレーニングをしっかり実行する人ほど、風邪やウイルス性の病気にかかりにくい体質に変わっていくのです。

筋トレの効用⑤ 自然治癒力、自然回復力が増す

人間も、動物も、植物でさえ、傷ついたら復元しようとするパワーを備えています。軽いけがや病気なら、カラダにあるシステムを総動員して治そうとします。「恒常性」を保とうとするからです。

新型コロナウイルス感染症患者になってしまった場合も、第1章で述べた防衛システムが作動するほか、医師など医療にたずさわる多くの人々の献身的な精神や、医薬品のお陰で元気な自分に戻れるのがふつうです。

ただ、現実には後遺症で苦しむ人も多くおられます。しかし、病気になった後、つらいことが多い中で、動かせる範囲で筋トレを実行すれば酸素消費量が増すのと同時に、話題のＮＯ（一酸化窒素）という成分が増し、血流が良くなります。血流が向上すれば元の状態に戻れるだけでなく、**今後の努力で以前より、もっと強い自分になれる可能性が大きい**のです。

筋トレの効用⑥

生きる意欲が高まり、人生で成功しやすくなる

筋トレで一生懸命努力し、少しずつ重い負荷でトレーニングできるようになると、自然に筋肉量が増えて良いカラダに変わります。それと同時に**精神まで前向きな人間に変わるのです。**

勉強や仕事で「自分はできるかぎりがんばったが、何も報われない」といったことが多くあります。

叱られたり、バカにされたり、無視されたりして自分に自信を失い、こもってしまう人が増えています。いわゆる「引きこもり現象」です。

例えば、ある大学生は「もういくら努力しても生きる目標がなくなった」と登校できなくなりました。そこで友人が部屋を訪問し、「トレーニングセンターに通い、筋トレを始めたらカラダがこんなに良くなった」と自分の上腕二頭筋（力こぶ）を誇らしく示したところ、その大学生が興味を示して彼も筋トレを開始したのです。

こだわる性格のためか、この大学生の進歩は早く、大学生コンテストに出場できるほどになりました。その後、彼は大学も無事卒業でき、有名企業への就職に成功。今では何と独立してＩＴ関連会社の社長になっています。

体格に自信ができて明るい前向きな性格に変わったことが、成功の大きな原因と思われます。

筋トレの効用⑦　80代、90代になっても健康、長寿

新聞、雑誌、テレビなどで話題になっている、90歳の現役フィットネスインストラクター・瀧島未香さんをご存知でしょうか？

65歳まではとくに運動経験がなく、太りすぎていたそうです。それで、近くのフィットネスクラブに入会したことがきっかけで筋トレを始めると、体形がどんどん変化し、健康な自分に変化する喜びに目覚めたといいます。

「逆三角形のカラダになりたい」「自分の体験を多くの人々に伝えたい」という一心から、今でも20キロのバーベルでスクワットをするほか、なんと87

歳で公認フィットネスインストラクターに。

ヨガを基本とする柔軟体操、筋トレ、体幹トレーニングなどを総合的に指導しておられるといいます。

瀧島さんの夢は「日本全国の人に自分のトレーニングを見てほしい」「100歳まで現役でトレーナーを続けたい」ということで、オンラインでも受講できるようです（2021年1月8日中日新聞などより）。


また、現役ボディビルダーとして、84歳になっても自分のジムを経営しつつ、選手としても毎年ボディビル選手権大会に出場し、トップクラスの好成績を挙げ続けている広島県の金澤利翼さんも忘れてはなりません。

自然の恵みを受けた伝統的な食生活を指導されていることにも注目です。

「一生涯、筋トレを続けたことが私の最大の幸せ」といつも和やかに語っておられます。

Column
びっくり情報④

「腸寿」は「長寿」とつながっているの？

「腸内フローラが良好な人は長生きできる」という調査結果が有名です。

山梨県旧棡原《ゆずりはら》村（現在の上野原市棡原地区）で50年前から蓄積していたデータによると、長寿者が多いこの地区の高齢者（平均年齢82歳）の便1グラム中に善玉菌のビフィズス菌が25億個もあったのに対し、平均的な東京都の高齢者（平均年齢78歳）の便1グラム中には10億個しか存在しなかったというものです。

この棡原地区の25億個という数字は、20～30代男性と同じ水準だったそうです。

この地区の人々がソバやトウモロコシなどの穀類、豆類、イモ類、野菜、山菜などを好んで食べており、**食物繊維を多くとり、腸内の善玉菌が増えていた**ことが理由といわれます。

私は食事以外に、山間部にあるこの地区では、**山道、坂道を毎日テクテクと歩いていたことも良かった**と推測しています。

腸が内側から活発に動いて腸内細菌が増殖したのでしょう。

東京・築地にある聖路加国際病院に永年勤務し、105歳で亡くなられた日野原重明先生を記憶している人は多いでしょう。

晩年まで現役医師として活躍された先生は**エレベーターを使わず、階段を上り下りしながら各病室を巡回された**ことで有名です。

しかも一段おきに速いスピードで駆け上がるので、若い医師や看護師がついていけなかったそうです。

階段を上る動作で太モモが鍛えられるほか、腸も確実に動きます。

しかも一段おきなら効果がいっそう高まります。下半身も腸も元気だからこそ長寿を達成されたのでしょう。

コロナ渦転じて福となす

本書を書き始めて3か月がたちました。ワクチン投与が開始されたものの、新型コロナウイルス感染者数、死者数は日本でも世界でも増加し続けています。

「高齢者ほど感染率が高い」「高齢者ほど持病があり重症化しやすく、死者が多い」というのは事実であり、年齢と共に体力や病気に対する抵抗力が低下するのは仕方ないかもしれません。けれども簡単に誰でもできる方法で免疫力を高め、健康と体力を維持できればどんなに良いことでしょうか？

われわれは「100年に1度あるかないか？」という体験をしています。ろくに外出できず、制限を課されるばかりの毎日ですが、得られる貴重な時間を活用し、レッグレイズなどの筋トレを習慣にできたとすれば、これほどラッキーなことはありません。

「コロナ禍転じて福となす」と前向きな気持ちになっていただければ、著者としてこれほどうれしいことはありません。

コロナにかからなければ何よりですし、もしかかっても軽症で回復できたらありがたいことです。

実際に第5章で名前をあげた野球解説者の梨田昌孝さんが2021年1月29日NHK総合テレビ『首都圏情報 ネタドリ』に出演されていました。PCR検査で陽性になり、重症化し、2週間も集中治療室で人工呼吸器を装着。ふつうなら回復できないところ、若いときからの体力が蓄積されていたお陰で奇跡的に無事生還できたこと、また、退院後はスクワット、腹筋運動、ダンベルによる筋トレを行い、早いスピードで復帰できたことなどを語っておられました。

在宅勤務が多く、通勤がないことによる運動不足でポッコリお腹になった人、おやつなどを食べてばかりでコロナ太りになってしまった人も多いことでしょう。そればかりでなく、感染することを強く恐れ、人と会うこともまったくやめてしまった人、電車やバスに乗ることに恐怖心をもってしまった人が私の周囲にも急増しています。精神的に追い詰められているのです。自殺してしまう人が次々と出ているくらい事態は深刻です。

ワクチン接種がまだの人はもちろん、すでにワクチン接種を終えた人も、本書がきっかけになり、体脂肪を減らして筋肉質のカラダになれたら毎日が健康で快適になります。人生はまだまだ続きます。健康は人生最大の財産であり、幸福の源泉です。

レッグレイズなどチョー簡単な腹筋運動から始め、いろいろな筋トレを実行し、ずっとこれを継続できたならどんなに素晴らしいことでしょうか？ぜひこれからの人生を実り豊かに楽しんでください。

短期間に出版を引き受け、集中して編集してくださったベースボール・マガジン社の江國晴子様、イラストレーターの二階堂ちはる様、デザイナーの橋本千鶴様、編集の時岡千尋様、健康体力研究所の溝口はるか様、元明治製菓社員の宮崎清様に心からお礼申し上げます。そして最後までご愛読いただいた皆様に心から厚くお礼申し上げます。

最後の最後に、本書が新型コロナウイルスやその変異株だけでなく、将来のいつか、まったく別種類のウイルスや細菌が襲来したときも、立派に自己防衛の役割を果たしてくれることを追記しておきたいと思います。

２０２１年４月

健康体力研究所顧問　野沢秀雄

野沢秀雄（のざわ・ひでお）

京都大学卒業。明治製菓勤務を経て、健康体力研究所を設立。日本で初めてプロテインパウダーを開発。『スクワット超健康法』『新スクワット健康法』（いずれも講談社）により、日本のスクワット普及に貢献する。ほかに、『自己トレーニング法』（青春出版社）、『一週間でやせる本』（永岡書店）はじめ、『カラダを大きくする』『トレーニングの相棒 プロテイン』（いずれもベースボール・マガジン社）など著書多数。

新型《しんがた》コロナに勝《か》つ筋力《きんりょく》トレーニング
レッグレイズ健康法《けんこうほう》

2021年5月25日　第1版第1刷発行

著　者　　野沢秀雄《のざわひでお》
発行人　　池田哲雄

発行所　　株式会社ベースボール・マガジン社
〒103-8482　東京都中央区日本橋浜町2-61-9　TIE浜町ビル
電話　03-5643-3930（販売部）
　　　03-5643-3885（出版部）
振替口座 00180-6-46620
https://www.bbm-japan.com/

印刷・製本／広研印刷株式会社

ISBN978-4-583-11360-9 C2075